尤在泾

经典医案赏析

总主编　李家庚

主　编　李家庚

中国医药科技出版社

内 容 提 要

　　尤怡，字在泾（又作在京），号拙吾，晚年别号饲鹤山人，清代著名医家。本书以清光绪三十年甲辰（1904 年）上海文瑞楼石印本《静香楼医案》为底本，上海中医学院出版社 1993 年洪嘉禾等整理的《评校柳选四家医案》为参校本，对其中三十二门病证共计 207 例医案进行了赏析，案例以内科为主，兼有外科、妇科，同时保留了晚清医家柳宝诒的按语，以供赏析参考。赏析结合中医理论，对案例中的诊治思路及用药规律进行归纳总结，力求言简意赅，条理清晰，从尤氏学术思想角度出发，高度概括尤氏临证经验。本书可供临床中医师及学习研究中医者参考。

图书在版编目（CIP）数据

　　尤在泾经典医案赏析/李家庚主编 . —北京：中国医药科技出版社，2015.2
　　（大国医经典医案赏析系列）
　　ISBN 978 - 7 - 5067 - 7150 - 4

　　Ⅰ . ①尤…　Ⅱ . ①李…　Ⅲ . ①医案 - 汇编 - 中国 - 清代　Ⅳ . ①R249.49

　　中国版本图书馆 CIP 数据核字（2014）第 276008 号

美术编辑　陈君杞
版式设计　郭小平

出版　中国医药科技出版社
地址　北京市海淀区文慧园北路甲 22 号
邮编　100082
电话　发行：010 - 62227427　邮购：010 - 62236938
网址　www.cmstp.com
规格　710×1020mm $^1/_{16}$
印张　11
字数　139 千字
版次　2015 年 2 月第 1 版
印次　2023 年 3 月第 2 次印刷
印刷　三河市百盛印装有限公司
经销　全国各地新华书店
书号　ISBN 978 - 7 - 5067 - 7150 - 4
定价　**28.00 元**

本社图书如存在印装质量问题请与本社联系调换

前　言

医案，古时称为诊籍、脉案及方案，现在亦称为病案、案典。医案是中医临床实践的记录，体现了理法方药的具体运用。中医医案起源极早，其萌芽可追溯到周代，《左传》及先秦诸子著作中亦散在记载关于医家诊治疾病的过程，可视为医案之雏形。现存最早且记录比较完整的病案为淳于意的诊籍，每则载有患者姓氏、住址、职务、病名、脉象、治法及预后等内容，涉及内、外、伤、妇、儿各科病证，诊法以脉为主，兼有病机分析，治法有药物、针刺、熏洗等，用药或汤或丸或酒。秦汉以降，医学崇尚方书，直至隋唐五代，医案未能取得突破性发展。宋金元时期为医案空前发展的阶段，宋代许叔微的《伤寒九十论》，是我国现存最早的医案专著。该书将常见的伤寒病证方分为90种，每证一案。立案严谨，内容全面完整，且以《内经》《难经》《伤寒论》等经典著作为依据，对医案加以剖析，颇有启发。然纵览许多名家医案，其并非简单的诊疗纪实，也不同于一般的病历记录，而是取材于大量病案中的验案总结，蕴涵着医家心法和创意，反映了医家临床经验和学术特点，启迪思维，给人以智慧。因此，医案不仅是医学发展的奠基石，也是中医理论形成的最基本元素。

大国医是指在中医药历史发展过程中，具有较大声望和非凡中医造诣，对中医药事业发展具有推动作用的著名中医。《大国医经典医案赏析系列》，收集明清及民国时期著名中医医家如喻嘉言、尤在泾、叶天士、吴鞠通、程杏轩、王旭高、费伯雄、陈莲舫、张聿青、丁甘仁、张锡纯、曹颖甫、章次公等的经典医案，这13位医家均为当时名噪一时，并对后世影响深远的中医大家。丛书以各医家医案为分册，以临床各科常见疑难病为主题，内容涉及内、外、妇、儿等临床各科，选录医家具有较高临床价值的病案进行分析、辨别、评按。

总的编写原则：依据医家原病案体例，始录该医家原始病案，后对该病案进行赏析，重点揭示案例之精要，指明名医独特之学术思想、知常达变之诊治技巧和用药特色。力求使整个内容突出科学性、先进性、实用性，更进一步贴合临床。

是书由湖北中医药大学李家庚教授担任总主编，各分册主编聘请湖北中医药大学、湖北省中医院、武汉市中医院、华中科技大学协和医院、武汉大学人民医院、江汉大学、湖北省高等中医药专科学校等单位的知名中医药专家领衔。几经寒暑，焚膏继晷，数易其稿，终得完功。然因时间仓促，编者学识有限，古今语言差距，理解角度有别，难免挂一漏万，或有未合之处，尚祈学者不吝赐教，以便再版时修改。

大国医经典医案赏析系列编委会

2014 年 9 月 24 日于武昌

编者的话

尤怡（？～1749年，一说1650～1749年），字在泾（又作在京），号拙吾，晚年别号饲鹤山人。清代长洲（今江苏苏州吴县）人，清代著名医家。尤氏就学于苏州名医马俶（字元仪），崇尚《内经》、《难经》、仲景之学，并最终学有所成，成为明清伤寒三派中辨证论治派的代表医家。其著作颇丰，著有《伤寒贯珠集》《金匮要略心典》《金匮翼》《静香楼医案》《医学读书记》，并附《续记》等。其中，《静香楼医案》共2卷，其中案语简明切要，分析病情源流清澈，用药轻灵，细腻熨贴，以其切实的风格为后学所推崇。其书原系抄本，后由江阴柳宝诒（字谷孙）收入《柳选四家医案》予以分门汇辑，并加按语。柳氏将其所撰医案归纳为内伤杂病、痰饮、外感、黄疸、妇人等32门。尤氏善析复杂病机之标本缓急，立法严谨，并善用经方，化裁灵活。其医案处处体现"食古期乎能化，裁制贵乎因时"之精神，若能推究其辨证用方思路，必能在辨证施治和遣方用药方面受益颇多。为了更好地发掘、传承前人临证心得及用药思路，探讨其诊治疾病的思路与经验，以提高临床疗效，特此编写《尤在泾经典医案赏析》一书。

本书以清光绪三十年甲辰（1904年）上海文瑞楼石印本《静香楼医案》为底本，上海中医学院出版社1993年洪嘉禾等整理的《评校柳选四家医案》为参校本，对其中三十二门病证共计207例医案进行了赏析，案例以内科为主，兼有外科、妇科，同时保留了晚清医家柳宝诒的按语，以供赏析参考。【赏析】结合中医理论，对案例中的诊治思路及用药规律进行归纳总结，力求言简意赅，条理清晰，从尤氏学术思想角度出发，高度概括尤氏临证经验。同时兼以提出一些个人看法，抛砖引玉，供诸位同道探讨。

本书可供临床中医师及学习研究中医者参考。由于编者水平有限，不当或错误之处在所难免，恳请广大读者批评指正。

编者
2014年12月

目录

下 卷

上卷

内伤杂病门

案1 肾水亏虚，虚火上炎

阴亏于下，阳浮于上。服八味丸不效者，以附子走窜不能收纳耳，宜加减法。

桂都气丸

诒按：议论精细，可为用药者开一悟境。

【赏析】

"阴亏于下，阳浮于上"乃肾水亏虚，而虚火炎上。王冰云："壮水之主，以制阳光；益火之源，以消阴翳。"患者可见腰膝酸软，眩晕耳鸣，失眠多梦，盗汗，五心烦热，咽干咽痛，骨蒸颧红，牙痛，口舌生疮，舌嫩红少津，脉细数等。先投八味丸而不效，是因附子辛热，为通十二经纯阳要药，走而不守，故"走窜不能收纳"。故反其道而为之，用桂都气丸，取五味子收敛固涩，可敛上浮之虚火，变走窜为收摄，方证合拍，自当奏效。

案2 肝肾阴虚，肝阳上亢

肝阳盛，肝阴虚，吸引及肾，肾亦伤矣。益肝体，损肝用，滋养肾阴，俾水木相荣，病当自愈。

生地　白芍　小蓟　赤芍　当归　血余　丹皮　阿胶　甘草　茅根

诒按：此必因肝火而见血者，故方药如此。

【赏析】

"肝阳盛，肝阴虚"，子病及母，肾亦为之受伤。补不足，损有余，补不足之肝阴，故用生地、当归、白芍；抑过亢之肝阳，故用丹皮、赤芍。子病累母，肾水因肝病而亏，兹用生地滋补肾阴，以达滋水涵木之功，木得水助，自荣泽不枯。方中用小蓟、血余、阿胶、茅根，以方测证，当有肝火旺而见出血之症，如眼睛出血、呕血、尿血等，故用上药清热凉血，养血止血。遂用甘草一味调和诸药。

案3　肾阴亏虚，肝阳亢盛

左关独大，下侵入尺。知肝阳亢甚，下吸肾阴，阴愈亏，则阳益张矣。滋水清肝，乃正法也。

知柏八味丸加天冬、龟板、杞子。

诒按：方中似宜再增清肝之品。

【赏析】

左手之脉寸候心，关候肝，尺候肾。今"左关独大"，是知肝旺，并累及于肾，乃子病及母，是为肝亢肾亏，滋水清肝自是正治。其中六味地黄丸滋阴补肾，"壮水之主以制阳光"，加黄柏、知母抑制过亢之相火；天冬味甘苦，性寒，入肺、肾经，能养阴润燥，此又寓含"金水相生"之义；龟板甘、咸，寒，入肝、肾、心经，具滋阴潜阳之功，以降过亢之肝阳；枸杞子味甘平，入肝、肾经，补益肝肾。在降过亢之肝阳的同时，注意养肝柔肝，深合肝之禀性，因肝乃将军之官，喜条达升发，不可一味沉降、清凉。以脉括证，并结合方后用药，此证当见遗精、淋浊（小便滴沥涩痛，尿出混浊）等症。

案4　阴亏阳亢，阴不涵阳

阴不足者，阳必上亢而内燔。欲阳之降，必滋其阴，徒恃清凉无益也。

生地　知母　甘草　黑栀　麦冬　元参　丹皮　地骨皮

诒按：案语精粹，有名隽气。

【赏析】

阴阳互根互用，正常情况下，阳根于阴，阴根于阳，阴阳互相制约，维系着阴阳的平衡。阴不足，则阴阳失去平衡，阳则偏亢。阴虚不能制阳，则阳相对偏亢而出现热象，可见五心烦热、口燥咽干、舌红少苔、脉细数等。故治疗宜滋阴潜阳，而不是单纯清热泻火，方用增液汤加味。生地、麦冬、玄参滋阴增液润燥；知母、黑栀子、丹皮、地骨皮清热凉血；甘草调和诸药，全方以甘寒而润为主，少佐苦寒，深得滋阴降火之妙。

案5　肾精不足，肝火亢盛

肾精不足，肝火乘之，故有筋挛骨痿，耳窍二阴气出等证，夫肝火宜泄，肾精宜闭（一作秘），于一方之中，兼通补之法，庶几合理，然非旦夕所能奏功也。

生地　川楝子　茯苓　阿胶　丹皮　女贞子

诒按：论病深中肯綮，方中可增白芍、牡蛎。

【赏析】

肾藏精，肝藏血，有乙癸同源之说。又肝肾同寄相火，精血充足，则相火不致妄动。现肾精不足，而肝火乘之，实为子病及母。肝主筋，肾主骨，且肾开窍于二阴及耳，故肝火盛，肾精亏而见筋挛骨痿，耳窍二阴气出等症。治当泄肝火，固肾精。尤氏亦云一方兼用通补，难矣，宜缓图之。方用生地、阿胶、女贞子滋肾养血；丹皮清肝凉血；川楝子行气疏肝；茯苓甘平健脾。另可遵诒按酌加白芍养阴柔肝，牡蛎平肝潜阳，则更为妥帖。

案6　肝阴不足，肝火偏盛

肝阴不足，肝火偏盛，伤肺则咳，自伤则胁痛。

阿胶　兜铃　丹参　炙草　归身　白芍　玉竹　川斛

诒按：既有胁痛见证，似当兼与通络清肝，宜加丹皮、山栀、青皮、橘络、旋覆等味。

【赏析】

五脏各有阴阳，阴阳和谐，则身体自然无恙。今肝阴不足，阴虚不足以制阳，肝火旺而上犯，木火刑金而见咳嗽，火灼筋伤，络脉失养则胁痛，除此之外，尚可见头晕目眩，口干苦，面红目赤，眼睛干涩，易怒，舌红苔少，脉弦数等。治宜佐金平木，养阴清肝，补肺止咳，通络止痛。仿钱乙之补肺阿胶汤，方中阿胶甘平质黏，滋阴补肺，养血止血；马兜铃清泄肺热，化痰宁嗽；归身、白芍柔肝养血；玉竹、川斛养阴润肺滋肾，既可滋水涵木，又有金水相生之妙；丹参活血止痛；炙甘草调和诸药，与白芍相配，取芍药甘草汤之意，可柔肝缓急。此方清肝通络之药偏少，恐力有不逮，可遵诒按，加丹皮、山栀清热泻火平肝，并取仲景旋覆花汤之意，加青皮、橘络、旋覆花等通络止痛，协同上方亦合叶天士辛润通络之法。

案7　肝火乘脾

咯血胁痛，项下有核，脉数恶热，咽痛便溏，此肝火乘脾之证。反能食者，脾求助于食，而又不能胜之，则痞耳。治在制肝益脾。

白芍　茯苓　川连　牡蛎　炙草　木瓜　益智　阿胶

诒按：论病明快，方中拟加丹、栀、夏枯草。

【赏析】

肝火亢盛，火热炎上，邪热迫血妄行而见咯血；火灼筋伤，络脉失养则胁痛；肝火乘脾，脾失运化，上则聚津成痰而见项下有核，中则脾胃失和而见饥而思食，胃中痞满，下则水谷不化，而见便溏；足厥阴肝经循行经过喉咙之后，肝火循经上扰则咽痛；脉数恶热乃内有热象。故治宜清肝降火，补脾祛湿。方中川连、牡蛎清热平肝；阿胶、白芍养血柔肝止血；茯苓、木瓜健脾利湿；益智仁温脾燥湿摄痰；炙甘草调和诸药。此为阴虚挟痰湿之证，滋燥两难，尤氏用药堪称允当。惟益智仁一味辛温而燥，虽温脾燥湿，又恐助热伤阴，可选用山药、扁豆平补脾胃、滋养脾阴一类，则更为平稳。

案 8　肝阴不足，肝火上炎

饮食既少，血去过多，阴气之伤，盖已甚矣。兹复忧劳惊恐，志火内动，阴气益伤，致有心烦、体痛、头疼等症，是当滋养心肝血液，以制浮动之阳者也。

生地　石斛　麦冬　丹皮　元参　知母　茯苓　甘草

诒按：肝阴既亏，肝火上升，宜再加归、芍以滋养之，羚羊、菊、栀以清泄之。

【赏析】

饮食入胃，经过脾胃之受纳腐熟、运化转输，生成水谷精微，从而濡养周身。饮食减少，则生化乏源，血去过多，阴气已伤；又受忧劳惊恐，五志化火，则更伤阴气。心主血脉，肝藏血，阴伤则阳亢，热扰心神则心烦，阴血不能濡养肢体则体痛，肝阳上亢、清窍不利则头疼。故治以滋养心肝之血，平复上亢之阳，治以增液汤加味。方中增液汤增液润燥；石斛、知母养阴清热；丹皮清热平肝；茯苓健脾安神；甘草调和诸药。诚如诒按所云，肝阴既然亏虚，肝火上炎，则宜加当归、白芍养血柔肝，加栀子、菊花、羚羊角清肝泻火，自更贴切。

案 9　肝木乘脾犯肺

肝脏失调，侵脾则腹痛，侮肺则干咳，病从内生，非外感客邪之比。是宜内和脏气，不当外夺卫气者也。但脉弱而数，形瘦色槁，上热下寒，根本已漓，恐难痊愈。

归身　白芍　炙草　茯苓　桂枝　饴糖

诒按：此内补建中法，宜于腹痛，而不宜于干咳，宜加清肝保肺之味，乃为周匝。

【赏析】

肝为将军之官，主疏泄，体阴而用阳。若肝失疏泄，功能失调，则横逆犯脾而见腹痛，此为犯我克之脏；上逆犯肺而出现干咳，此为犯克我之脏。此病从内生，而非外感所致，当调其脏腑，而不是畅达卫气。形瘦色槁，脉弱而数，乃一派虚弱之象，并表现为上热下寒之征，治疗颇为棘手。观仲景治疗虚劳病，若脏腑虚损，从中焦而治，是为建中法，此后世治疗五脏虚损的重要治法之一。此案尤氏取建中法，并加调肝和脾之品。脾土健运，气血生化有源，则五脏皆受其养。补脾柔肝，收肝而令其不妄行，自不外犯侵脾；培土生金，肺气充足自可不受肝之反侮。

案10　下元亏虚，虚火上浮

形盛脉充，两尺独虚，下体麻痹，火浮气急，此根本不固。枝叶虽盛，未足恃也。

熟地　山药　沙苑　杞子　丹皮　茯苓　桑椹　牛膝

诒按：如此脉证，似可参用肾气法，以温摄之。

【赏析】

《素问·三部九候论篇》云："形盛脉细，少气不足以息者危。形瘦脉大，胸中多气者死，形气相得者生。"今形盛脉充本是常态，然两尺独虚，尺脉候下焦，左肾右命门，是为下元不足。又见下体麻痹，火浮气急，乃肾阴不足而肾中虚火上浮之故。尤氏将其比作"枝叶虽盛"，而"根本不固"，是说如同大树外表枝叶茂盛，但根本已损，枝叶茂盛并不长久。是谓外在形盛脉充，状似常态，但根本已亏，下元不足，外盛为假象，内虚是实情。治宜补益下元，以固根本。方用六味地黄丸化裁。熟地、沙苑子、枸杞子、桑椹滋补肝肾；山药、茯苓健脾益气；丹皮、牛膝活血通经。如诒按所云，可仿肾气法，稍加少许桂、附，引火归元，似更合拍。

案11　肾阴阳两虚

真阳以肾为宅，以阴为妃，肾虚阴衰，则阳无偶而荡矣，由是上炎则头耳口鼻为病，下走则膀胱二阴受伤，自春及秋，屡用滋养清利之剂，欲以养阴，而适以伤阳，不能治下，而反以戕中。《内经》所谓"热病未已，寒病复起"者是也。鄙意拟以肾气丸，直走少阴，据其窟宅而招之，同声相应、同气相求之道也。所虑者病深气极，药入不能制病，而反为病所用，则有增剧耳。

肾气丸

诒按：立论透彻，医案中仅见之作。

【赏析】

真阳、真阴藏于肾中，尤氏以比喻的方式，形容真阳、真阴的关系，并阐释其生理、病理的联系。《类经附翼·求正录·三焦包络命门辨》曰："故命门者，为水火之府，为阴阳之宅，为精气之海，为死生之窦。"真阳、真阴，即肾阳肾阴在人体内既相互对立、相互制约，又相互依存、相互为用，共同维持人体"阴平阳秘"的生理状态。故《医宗必读》曰："人之水火，即阴阳也，即气血也。无阳则阴无以生，无阴则阳无以化。"《景岳全书》亦云"阴阳原同一气，火为水之主，水即火之源，水火原不相离也。"肾中相火上炎导致头耳口鼻为病，如头晕、耳鸣、口燥、鼻干等，下犯膀胱二阴，则见小便频数、色黄、大便干结，男子梦遗、早泄，女子梦交等。长期使用滋养清利之剂，本意养阴，却致伤阳，且多用寒凉损伤中焦脾胃。尤氏拟用肾气丸，直入少阴，希冀同气相求，补益真阴、真阳，达到阴阳相济之妙。然尤氏最后亦指出，因为病久势深，恐药力不能深入，病重药轻，反为邪气所乘，加重病情，须提醒注意。

案 12　肾阳亏虚

真阳气弱，不荣于筋，则阴缩；不固于里，则精出；不卫于表，则汗泄。此三者，每相因而见，其病在三阴之枢，非后世方法可治。古方八味丸，专服久服，当有验也。

八味丸

诒按：见识老到，议论明确，此为可法可传之作。

【赏析】

《素问·生气通天论》云："阳气者，精则养神，柔则养筋"，真阳不足，不能荣于宗筋，故见阴缩（男子阴茎和阴囊内缩）；《素问·生气通天论》又云："阴平阳秘，精神乃治"、"凡阴阳之要，阳密乃固"，阳不内守，精自外泄，则见梦遗、滑精；《灵枢·营卫生会》云："营出于中焦，卫出于下焦"，真阳不足，卫气亦弱，卫不固外，津液外泄则见汗出。三者常同时出现，病责之于少阴。选用古方八味丸，诚如《景岳全书·新方八略》所云："此又阴阳相济之妙用也。故善补阳者，必于阴中求阳，则阳得阴助而生化无穷；善补阴者，必于阳中求阴，则阴得阳升而泉源不竭。"阳气自复，则筋得濡养，故阴缩自复；阳气固密，下则精不外遗则滑泄可除，外则津不外漏则汗出可止。

案 13　胃寒气虚

胃寒背冷，食入则倦，喜温恶清。以背为阳位，胃为阳土，土寒则食不运，阳伤则气不振也。治宜温养阳气。

人参　桂枝　益智仁　厚朴　炮姜　茯苓　炙草　白术

诒按：此温中和气、平正通达之方。

【赏析】

《素问·灵兰秘典论》曰："脾胃者，仓廪之官，五味出焉。"胃为阳土，喜润恶燥，主受纳、腐熟水谷，主通降。今胃中寒冷，不能腐熟，气血生化乏源，故见背冷、疲倦、喜温恶寒。所谓"阴胜则寒"，故"寒者热之"，方用理中汤加味以温胃健脾。理中汤温中燥湿；桂枝、茯苓、益智仁健脾益气开胃；厚朴宽中行气。尤其益智仁一味，味辛，性温，归心、脾、肾经，温补固摄，燥脾温胃，《本草求真》云："益智，气味辛热，功专燥脾温胃，及敛脾肾气逆，藏纳归源，故又号为补心补命之剂。是以胃冷而见涎唾，则用此以收摄，脾虚而见不食，则用此温里，……"《本草纲目》亦云："益智，行阳退阴之药也。三焦、命门气弱者宜之。按杨士瀛《直指方》云：心者脾之母，进食，不止于和脾，火能生土，当使心药入脾胃药中，庶几相得。故古人进食药中，多用益智，土中益火也。"故柳氏称其方为温中和气，平正通达之方。

案14　中气虚寒，阴火上升

中气虚寒，得冷则泻，而又火升齿衄。古人所谓胸中聚集之残火，腹内积久之沉寒也。此当温补中气，俾土厚则火自敛。

四君子汤加益智仁、干姜。

诒按：议病立方，均本喻氏。近时黄坤载亦有此法。

【赏析】

中焦虚寒，脾失运化，则见腹泻；中气虚，虚火上炎而见齿衄。东垣有补中益气汤、补脾胃泻阴火升阳汤等诸方立足补益脾胃，或参以升提，或辅以寒凉，则阴火自降。尤氏立足温补中焦，"俾土厚则火自敛"，是谓土厚而中气足，虚火自降。方用四君子益气健脾，益智仁、干姜温阳健脾燥湿，实寓四君子、理中汤之合方。惟温中燥湿，健脾益气之余，恐助热生燥，虚火不降，可仿补脾胃泻阴火升阳汤稍佐芩、连或石膏，则无虚火再炽之虞。

类中门

案1 脾虚痰湿阻络

类中偏左，于法为逆，犹幸病势尚轻，可以缓图取效。原方补少通多，最为合理。惟是阳脉则缓，阴脉则急，所以指节能屈不能伸，此亦病之关键处，不可忽也。经云：肝苦急，宜食甘以缓之。于前方中增进阴药之甘润者一二，更为美备。

人参　茯苓　半夏　白术　炙草　橘红　麦冬　竹沥　姜汁

诒按：此六君加麦冬、竹沥、姜汁也。

再诊：加当归。

【赏析】

尤氏在《金匮翼·中风》中云："中风之病，昔人有真类之分，盖以贼风邪气所中者为真，痰火食气所发者为类也。……故无论贼风邪气从外来者，必先有肝风为之内应；即痰火食气从内发者，亦必有肝风为之始基"，"中风之病，其本在肝"。此案以脉括证，并详呈病机，是故当见左半身手足麻木，并点出"指节能屈不能伸"为病之关键，故在健脾化痰的基础上，加甘润之药柔肝缓急。治用六君子汤化裁。方中六君子汤健脾益气化痰，一味麦冬甘润，缓肝之急，正如《素问·脏气法时论》所云："肝苦急，急食甘以缓之。"竹沥味甘苦，性寒，归心、胃经，功能清热滑痰，镇惊利窍；姜汁，味辛，性温，归肺、胃、脾经，功能散寒止呕。《本草从新》指出姜汁"开痰，治噎膈反胃"。类中用竹沥、姜汁乃取《千金》竹沥汤之意。竹沥汤由竹沥、荆沥、生姜汁组成，用于治热风，心中烦闷，言语謇涩。亦是《素问·至真要大论》所云："风淫于内，治以辛凉，佐以苦甘；以甘缓之，以辛散之"之意。二诊加当归养血活血，柔肝缓急。其用药法度，实有渊源，沿袭唐宋，博采众长，值得后学效法。

案2　气血亏虚，络脉不通

脉虚而涩，左半手足麻痹，食不知味，此气血不能运行周体，乃类中之渐也。

桂枝　茯苓　归身　半夏　炙草　黄芪　天麻　首乌

诒按：滋养疏化，虚实兼到。

【赏析】

脉虚而涩，气血不足，且流行不畅，并见左半手足麻痹，食不知味。尤氏在《金匮翼·中风》中云："岂如今人之所谓中风哉，而其为病，则有脏腑经络浅深之异。口眼歪斜，络病也，其邪浅而易治；手足不遂，身体重痛，经病也，邪差深矣，故多从倒仆后见之；卒中昏厥，语言错乱，腑病也，其邪为尤深矣。"此仿《金匮要略》血痹治法，于黄芪桂枝五物汤取法。桂枝、茯苓、半夏通阳健脾，燥湿化痰；黄芪、当归、首乌益气养血；天麻熄风止痉，平肝潜阳，祛风通络；炙甘草调和诸药。全方滋养与疏通并举，虚实兼顾，攻补兼施。

案3　肾虚肝旺

内风本皆阳气之化，然非有余也，乃二气不主交合之故。今形寒跗冷，似宜补阳为是，但景岳云：阳失阴而离者，非补阴无以摄既散之元阳。此证有升无降，舌绛牵掣，喑不出声，足躄不堪行动。当与河间肝肾气厥同例，参用丹溪虎潜法。

熟地　黄肉　牛膝　锁阳　虎骨　龟板

诒按：持论明通，立方简当。

再诊：地黄饮子去附子，加鹿鞭子，煎胶打丸。

【赏析】

中风一证，自金元起，有别于前代，多以内风立论。河间主心火，子和主肝风,东垣主气虚,丹溪主痰热,各有主张,于内风证治各有建树。今形寒跗冷,责之阳气不足,施治以补阳。尤氏又引张景岳之言,此处当阴中求阳,非单纯补阳。仿丹溪虎潜丸法,方中熟地、龟板、萸肉滋阴潜阳养血;虎骨强壮筋骨;锁阳补肾,强腰膝;牛膝补肝肾,强筋骨,引火下行。二诊又用河间地黄饮子化裁。地黄饮子功能滋肾阴,补肾阳,开窍化痰,用于治疗舌强不能言,足废不能用,口干不欲饮,舌苔浮腻,脉沉迟细弱之喑痱证。此处尤氏选地黄饮子(熟地黄、巴戟、石斛、山茱萸、肉苁蓉、附子、五味子、肉桂、麦冬、白茯苓、石菖蒲、远志)去附子之辛热走窜,加用鹿鞭补肾精,壮肾阳,强腰膝。全方共奏滋补肝肾,开窍化痰之功。

案4　热风中络

热风中络。口歪舌謇,咽痛,治以清滋。

羚羊角　元参　钩藤　甘菊　甘草　石菖蒲　生地　竹沥

再诊:生地　阿胶　麦冬　知母　贝母　甘菊　甘草　元参

三诊:咽喉干痛。滋清不愈,宜从降导。

肾气丸　淡盐汤送下

诒按:先清之,继滋之,终用引火下行之法。步伐井然,凌躐急功者,可取法焉。

【赏析】

本案三大治法井然有序,值得后世借鉴。"热风中络"首明病因,乃肝风内动,风从火出,即《外台秘要》云:"凡中风多由热起",河间所云:"热盛而生风。"口歪、舌謇、咽痛乃风中经络,风热上攻所致,《金匮翼》云"口眼歪斜,络病也,其邪浅而易治"。此非中脏腑之突然倒仆,神昏不识人,手撒遗尿等。故治宜凉肝熄风,清热化痰。方用羚羊、钩藤、菊花、平肝潜阳,清热熄风;生地、玄参清热滋阴;石菖蒲、竹沥清热化痰开窍;甘草调和诸药。尤氏受古法影响较深,治疗中风喜用竹沥、姜汁等。二诊继以养阴清热，以清余焰，恐"炉烟虽熄，灰中有火也"。予增液汤加味，方中增液汤滋阴清热；阿胶、知母养血滋阴；菊花、贝母清热平肝；甘草调和诸药。三诊改弦易辙，滋补肝肾，引火归元。因前诸症缓解，惟咽喉干痛不愈，用滋阴不效，改用降导之法。今用肾气法，予淡盐汤送服肾气丸，恐热势又起，前功尽弃，不得不慎重。

案5　肝肾两虚，水不涵木，肝风暴动

　　方书每以左瘫属血虚，右痪属气虚。据述频年已来，齿疼舌赤，常有精浊。纳谷如昔，卒然右偏肢痿，舌强口喎语謇，脉浮数动。此乃肝肾两虚，水不涵木，肝风暴动，神必昏迷。河间所谓肝肾气厥，舌暗不语，足痱无力之证。但肾属坎水，真阳内藏，宜温以摄纳；而肝藏相火内寄，又宜凉以清之。温肾之方，参入凉肝，是为复方之用。

　　地黄饮子去桂附，加天冬、阿胶。

　　诒按：即古法而化裁之。参详脉证，斟酌尽善。

【赏析】

　　患者连续几年出现齿痛，舌红，并有精浊（精浊之病名出自《景岳全书·杂证谟》："命门虚寒，阳气不固，则精浊时见……"又名白浊，症见尿后滴白，排尿不畅，少腹坠胀，或茎中痛痒，但尿液并不混浊等）。其饮食如常，突然出现右半身偏瘫，肢体痿软，口角歪斜，舌强，语言謇涩，脉浮动数。尤氏将其归为肝肾两虚，水不涵木，肝风暴动。治宜滋水涵木，平肝熄风。方用地黄饮子去桂、附，加阿胶、天冬。然地黄饮子虽去桂、附之温燥，即便加阿胶、天冬养血滋阴，亦偏于温热，恐与病不尽相合，且平肝熄风之力几无，不如取后世张锡纯镇肝熄风汤之意，酌情选用，则更为妥帖。

案6　邪入络脉，气血不通

　　寒热后，邪走手少阴之络，猝然不语，肩背牵引不舒。宜辛以通之。

菖蒲　远志　甘草　木通　当归　丹皮　丹参　茯苓

诒按：方法轻灵，恰合余邪入络治法。

【赏析】

患者发热恶寒之后，出现猝然不语，肩背牵引不舒，乃邪犯手少阴之络所致。手少阴心经外行主干，从心系上肺，斜出腋下，沿上臂内侧后缘，过肘中，经掌后锐骨端，进入掌中，沿小指桡侧至末端；支脉从心系向上，挟咽喉两旁，连系于目系。治以辛润通络法。叶天士云"络以辛为泄"，通络之法以辛味药物为主。尤氏选药多以辛味药且入心经者为主治疗。石菖蒲味辛苦，性温，归心、胃经，开窍豁痰；远志味苦辛，性微温，归心、肾、肺经，《神农本草经》谓其"除邪气，利九窍"；木通，味苦，性寒，归心、小肠、膀胱经，《本草纲目》谓其"上能通心清肺，治头痛，利九窍，下能泄湿热，利小便，通大肠，治遍身拘痛"；当归，味甘辛苦，性温，归肝、心、脾经，补血活血，调经止痛；牡丹皮，味苦辛，性微寒，归心、肝、肾经，清热凉血，活血散瘀，《本经疏证》谓其"入心，通血脉中壅滞与桂枝颇同，特桂枝气温，故所通者血脉中寒滞，牡丹皮气寒，故所通者血脉中热结"；丹参，味苦，性微寒，入心、肝经，活血祛瘀，凉血消肿；茯苓味甘淡，性平，归心、肺、脾、肾，利水渗湿，健脾化痰，宁心安神；甘草调和诸药。诸药合用，入心经，开心窍，通心络，选方轻灵，示人以法。

案7　脾饮肝风

脉濡，按之则弦，右肩及手指麻木，两腿酸痒，难以名状。此脾饮肝风，相合为病，乃类中之渐，不可不慎。

首乌　天麻　刺蒺藜　羚羊角　炙草　茯苓　半夏　白芍　丹皮　广皮

姜汁和竹沥泛丸

诒按：以二陈、姜汁、竹沥除痰饮，以丹、芍、羚、蒺、首乌、天麻治肝风，两层俱到。就见证论，归身、牛膝、橘络，亦可加入。

【赏析】

脉濡属湿，脉弦为风，右肩及手指麻木，两腿酸痒，难以名状，此风湿相合所致，尤氏辨为类中风，谓其为脾饮肝风，相合为病。《医经溯洄集·中风辨》云："殊不知因于风者，真中风也；因于火、因于气、因于湿者，类中风，而非中风也。"此为内有痰饮，肝风内动所致。治宜燥湿健脾，平肝熄风。方用二陈汤加味。二陈汤加姜汁、竹沥健脾燥湿化痰，天麻、羚羊角、首乌、丹皮、白芍、刺蒺藜平肝熄风。方中用首乌治风乃古法，《本草正义》云："首乌，专入肝肾，……好古谓泻肝风，乃是阴不涵阳，水不养木，乃致肝木生风，此能补阴，则治风先治血，血行风自灭，亦其所宜。"右肩及手指麻木，两腿酸痒，乃痰流入络，宜加通络舒筋之品，如牛膝、桑枝、丝瓜络、鸡血藤之类，参入化湿和脾之品亦佳，如木瓜、薏苡仁之流。

痿痹门

阴虚湿热下注

脉虚而数，两膝先软后肿，不能屈伸，此湿热乘阴气之虚而下注，久则成鹤膝风矣。

生地　牛膝　茯苓　木瓜　丹皮　薏仁　山药　萸肉　泽泻　草薢

诒按：正虚着邪，故补散宜并用；湿而兼热，故滋燥不可偏。此以六味治阴虚，增入牛膝、木瓜、薏仁、草薢以除湿热，所谓虚实兼顾也。

【赏析】

脉虚为正气不足之象，脉数为有热之征。腰为肾之府，膝为筋之府，腰膝强健全赖肾气之充沛。肾虚腰膝失之充养则支撑乏力，故酸软。两膝后出现肿胀，其为湿热下注之故。究其病机乃肾虚兼有湿热，治宜补肾清热祛湿，方用六味地黄丸化裁。六味地黄丸以生地易熟地，平补于肾，不温不燥，亦不易助长湿热，参用牛膝、木瓜、薏仁、草薢清热活血，健脾祛湿，避用苦寒及峻猛之品，虚实兼顾，值得后世效法。若此病日久，则有可能发展为鹤膝风，其膝关节肿大变形，股胫变细，形如鹤膝。若发展成此病，则为难治，故应及早治疗。

内风门

案1 肝旺脾虚，清阳被扰

肢麻头运，此肝病也，便溏食减，脾亦病矣，宜节劳养气，毋致风动为佳。

羚羊角 白术 刺蒺藜 茯苓 炙草 天麻 白芍 广皮

诒按：肝脾两治，方法周到。

【赏析】

肢体麻木，并见头晕（"运"通"晕"，头运即头晕，下同），"此肝病也"，可见耳鸣目眩，心悸健忘，失眠多梦等；便溏食减，"脾亦病矣"，可见腹胀纳少，食后胀甚，肢体倦怠，神疲乏力，少气懒言等。此肝脾同病，治宜平肝熄风，健脾祛湿。方中羚羊角、天麻、白芍、刺蒺藜平肝熄风，白术、茯苓、炙甘草、广皮健脾祛湿。肝脾两治之中，尤氏重在治肝，与叶天士治疗类似病案偏于治脾，主张甘温益气，以参、芪为主不同。故尤氏、叶氏治肝脾同病所致内风之两种不同治法，于后学以开阔思路，明治疗之法，临床当中可斟酌病情，参合选用。

案2 肾水亏虚，肝风内动，饮积中焦

眩运呕恶胸满，小便短而数，口中干。水亏于下，风动于上，饮积于中，病非一端也。

羚羊角 细生地 钩藤 天麻 茯苓 广皮 半夏 竹茹

诒按：病非一端，方欲打成一片，非熟于制方之义者不能，拟再增生牡蛎。

再诊：前方去生地，加麦冬。

三诊：人参　茯苓　麦冬　羚羊角　天麻　半夏　炙草　石斛　广皮

【赏析】

患者头晕目眩，乃肝风内动，呕恶胸闷，乃水饮内停中焦，小便短而数，口中干，乃肾水亏于下。此病涉及肝脾肾，故三脏合治，滋水涵木，平肝熄风，健脾化饮，方用温胆汤化裁。羚羊角、钩藤、天麻平肝熄风；茯苓、广皮、半夏、竹茹健脾化饮；一味生地滋水涵木。可参诒按加生牡蛎平肝潜阳。病虽复杂，然处方用药井然有序，详略得当，实为后学效仿。二诊以麦冬易生地，滋阴生津而不滋腻。三诊在二诊基础上去竹茹加人参、石斛，变攻补兼施，以攻为主，过渡到以补为主，人参、石斛益气生津。

案3　肝阴不足，脾失健运

肝阴不足，则火动生风，脾失健运，则液聚成痰，调理肝脾，当渐愈也。

半夏　茯苓　广皮　钩藤　生地　竹沥　麻仁汁

诒按：案属通论。方中宜加用白芍，方能顾到肝经。

再诊：和养中气。

人参　陈皮　生谷芽　石斛　茯苓　木瓜

【赏析】

肝阴不足，阴不制阳，火动生风，则见头晕目眩；脾失健运，水湿停聚，则见呕恶、纳差、便溏。调理肝脾，治以平肝熄风，健脾化痰。方中钩藤平肝熄风，生地、麻仁汁滋阴润燥，半夏、茯苓、广皮、竹沥健脾燥湿化痰。如诒按加白芍柔肝滋阴，则更能兼顾肝病。二诊改用和养中气，健脾益胃之品，恐为胃疲纳呆，脾失健运，故人参、茯苓健脾益气，陈皮、生谷芽理气和胃疏肝，石斛、木瓜滋阴柔肝养胃。此肝脾同调之法，尤氏用药轻灵平稳，值得后学效法。

案4　肝阳化风，脾胃失运，痰走络脉

肝阳化风，逆行脾胃之分，胃液成痰，流走肝胆之络，右腿麻痹、胸膈痞闷所由来也。而风火性皆上行，故又有火升、气逆、鼻衄等证，此得之饥饱劳郁，积久而成，非一朝一夕之故也。治法清肝之火，健脾之气，亦非旦夕可图也。

羚羊角　广皮　天麻　甘草　枳实　半夏　茯苓　白术　麦冬

诒按：持论明通，立方周匝，看似平淡无奇，实非老手不办。亦当加入白芍。

【赏析】

肝为风木，肝阳亢盛，内生肝风，横逆侵犯脾胃，脾胃失去健运之能，运化水液失职，胃生痰饮，流走于肝胆之络。足少阳胆经分支向下沿大腿外侧、膝关节外缘，行于腓骨前面，直下至腓骨下端；足厥阴肝经向上沿足背至内踝前1寸处，向上沿胫骨内缘，在内踝上8寸处交出足太阴脾经之后，上行过膝内侧，沿大腿内侧中线进入阴毛中。右腿麻痹，胸膈痞闷，为肝胆之经络循行部位，今见异常，乃肝胆经气不舒之象。风为阳邪，其性开泄，具有升发，向上向外的特性；火性炎上，故风火上行，气机上逆则见鼻衄等证。尤氏推其原委，乃"饥饱劳郁"所致，病程日久，非一日而成。治疗以清肝泻火，健脾化痰为法，方用半夏白术天麻汤化裁。方中羚羊角、钩藤平肝熄风，半夏燥湿化痰，降逆止呕，白术运脾燥湿，茯苓健脾渗湿，陈皮、枳实理气化痰，麦冬味甘、微苦，性凉，滋阴生津，与半夏等药相伍，辛燥之中兼用甘润，可防燥湿太过，而助长风火之势，甘草调和诸药。诒按所云加白芍一味，亦平允之议，可柔肝敛阴，平过亢之肝阳，肝阳平复，则肝风亦熄。

案5　肝风挟痰

此肝风挟痰上逆之证，肢冷自汗，有似阳脱，实非脱也。目与唇口牵引，

时复歌笑。治宜先却邪气，而后养正。

羚羊角　白茯苓　竹茹　郁金　半夏　甘草　钩藤　橘红

诒按：治法得当。时复歌笑，是心脏受邪之象。菖蒲、远志，胆星、清心牛黄丸之类，均可选入。

【赏析】

此处尤氏将肝风挟痰上逆与阳脱鉴别，两者虽然都可见肢冷自汗，但肝风挟痰病势相对较轻，可见眩晕、呕恶、胸闷，舌苔白滑，脉沉弦或弦滑等；而阳脱病势相对较重，可见目合、口开、手撒、遗尿，舌质淡，脉微欲绝等。故治疗上两者迥异，前者当平肝熄风，健脾化痰；后者当回阳救逆，益气固脱。故本案是为前者，另外还可见目与唇口牵引，此为肝风内动所致。五声对应五脏，即肝呼、心笑、脾歌、肺哭、肾呻，此处时复歌笑，乃心受邪扰所致，正如《灵枢·本神》所云："心气实则笑不休"。尤氏最后提出，要先祛邪后扶正，此为病有先后缓急，"急则治其标，缓则治其本"，宜从。故先治以平肝熄风，健脾化痰，方用温胆汤化裁。方中羚羊角、钩藤平肝熄风，茯苓、竹茹、半夏、橘红健脾化痰，郁金行气解郁，清心凉血，甘草调和诸药。可参考诒按加菖蒲、远志、胆星、清心牛黄丸之类清心开窍之品，针对时复歌笑。

案6　肝风上扰

肝属风木，性喜冲逆，其变动为振摇强直，其治法宜柔木熄风。

细生地　钩藤　归身　茯苓　阿胶　天麻　羚羊角　山药　柏子仁　刺蒺藜

诒按：此方可加木瓜、白芍。

【赏析】

肝属风木，性喜条达，恶抑郁。肝失疏泄，升发太过，肝风内动，则见身摇振颤，肢体强直，治以柔肝熄风。方中生地、当归、阿胶甘润滋阴养血柔肝；钩藤、天麻、羚羊角甘苦寒平肝熄风；茯苓、山药甘平健脾利湿；柏子仁养心安神，《本草纲目》谓柏子仁"养心气，润肾燥，安魂定魄，益智宁神"，"性平而不寒不燥，味甘而补，辛而能润，其气清香，能透心肾，益脾胃"；刺蒺藜味苦辛，性温，归肝、肺经，功能散风明目，下气行血。其用药配伍深合《素问·藏气法时论》"肝苦急，急食甘以缓之"及"肝欲散，急食辛以散之，用辛补之，酸泻之"之意。诒按谓可加木瓜、白芍，其味酸，能柔肝舒筋，可从。

案7　脾虚肝风内动

脾失运而痰生，肝不柔而风动，眩运食少所由来也。

白术　天麻　首乌　广皮　半夏　羚羊角　茯苓　钩藤

诒按：案语简炼，方亦纯净。

【赏析】

脾主运化，脾失健运，则生痰湿，故又称脾为生痰之源。肝为将军之官，体阴而用阳。肝失条达，升发太过，则肝风内动。《素问·阴阳应象大论》云："风气通于肝"，《素问·至真要大论》亦云："诸风掉眩，皆属于肝。"脾失健运，故痰生，肝失条达，则风动，故可见呕恶，痞闷，食少，纳呆，头晕目眩，舌苔白滑或白腻，脉沉弦或弦滑等。《丹溪心法·眩晕》谓"无痰则不作眩"，后人亦有"无风则不作眩"之说。今肝风挟痰，故治宜健脾燥湿化痰，平肝熄风定眩。方用半夏白术天麻汤化裁。方中白术、陈皮、茯苓、半夏健脾燥湿化痰，天麻、钩藤、羚羊角平肝熄风定眩，首乌用以治风乃是古法，《圣济总录》中即有此用法。《本草正义》云："首乌，专入肝肾，补养真阴，且味固甚厚，稍兼苦涩，性则温和，皆与下焦封藏之理符合，故能填益精气，具有阴阳平秘作用，非如地黄之偏于阴凝可比。好古谓泻肝风，乃是阴不涵阳，水不养木，乃致肝木生风，此能补阴，则治风先治血，血行风自灭，亦其所宜。但此是滋补以息风，必不可误以为泻肝。"尤氏善师古法，用药极具古风，与时医自有不同，实学有渊源。

案8　土虚木摇

四肢禀气于脾胃，脾胃虚衰，无气以禀，则为振颤，土虚木必摇，故头运也。

归芍六君子汤加黄芪、天麻。

诒按：案语说理朴实，立方以扶正为主。似宜再加熄风之品。其所加之黄芪，恐非肝风升动者所宜。

【赏析】

脾胃为后天之本，气血生化之源，脾胃主四肢，脾胃虚弱，气血生化乏源，则四肢失于濡养，则振颤。木克土，然木扎根于土，并能固土，今土虚则木失根本，木摇乃肝风内动，故作头晕。故以健脾益气，养血柔肝为治。方用归芍六君子加黄芪、天麻。六君子汤加黄芪益气健脾，燥湿化痰；当归、白芍养血柔肝；天麻平肝熄风。木摇源自土虚，用参、芪自不必疑，前人有法可效，李东垣制半夏白术天麻汤治疗眩晕之用黄芪、人参正是此法。然需确认其因果关系，木摇源自土虚，否则单纯肝阳上亢，肝风内动之眩晕误用，则不啻火上浇油，雪上加霜，病更深重。

案9　木旺乘土，痰涎郁聚，内侵经络

木旺乘土，土气不宣，痰涎郁聚，传走经络，故头旋脚弱，有似虚象，实则未可徒补也。

首乌　橘红　茯苓　薏仁　木瓜　钩藤　刺蒺藜　半夏　炙草

诒按：首乌似嫌其涩，不如用生于术为妥，拟再加牛膝、竹沥、姜汁。

【赏析】

木克土，此正常之生克关系，若木气过旺，克伐脾土太过，则会出现木旺乘土，土气不宣。脾主运化，又为生痰之源，今肝木旺盛，横逆乘犯脾土，

脾失健运，聚湿成痰，若痰入经络，上行则见头晕，下行则见脚软。虽有类似正虚之象，但不可妄投补益之剂。责之临床，当可见恶心烦闷，胸胁不适，脘痞纳呆，身重，苔白滑，脉沉弦或弦滑之象。治宜健脾化痰，柔肝缓急，平肝熄风。方用二陈汤加减。方中橘红、茯苓、苡仁、半夏健脾理气，燥湿化痰；首乌、钩藤、刺蒺藜平肝熄风，《本草再新》谓刺蒺藜："镇肝风，泻肝火，益气化痰，散湿破血，消痈疽，散疮毒"；木瓜味酸，协同首乌柔肝缓急；甘草调和诸药。诒按云生白术替换首乌，健脾益气，与茯苓相伍，对于痰饮眩晕有良效，如仲景苓桂术甘汤等。再加牛膝活血通经，下行走筋；竹沥、姜汁清热化痰，以去眩晕之根源。

神志门

案1 神明失守，痰热扰心

骤尔触惊，神出于舍，舍空痰入，神不得归，是以有恍惚昏乱等证。治当逐痰以安神藏。

半夏 胆星 钩藤 竹茹 茯神 橘红 黑栀 枳实

诒按：叙病如话如画。此等方案，非有切实功夫者不能。所谓成如容易却艰辛也。

【赏析】

心藏神，《素问·灵兰秘典论》曰："心者，君主之官，神明出焉。"《素问·六节脏象论》又云："心者，生之本，神之变也。"心有统率全身脏腑、经络、形体、官窍的生理活动和主司精神、意识、思维和情志等心理活动的功能。突然受惊，导致神魂出窍，心失所主，则邪气乘虚内入，而见恍惚心乱等证。本病与痰关系密切，故治疗上予燥湿化痰平肝为要。方以温胆汤化裁。半夏、胆星、竹茹、橘红、枳实燥湿行气化痰；茯神养心安神；钩藤平肝定惊；黑栀子入血分，清热利湿，凉血止血。尤氏在《金匮翼·癫狂》中言温胆汤："治心虚胆怯，触事易惊。"本病治疗，在逐痰之余，尚可重镇安神，仲景治疗心悸惊狂用龙骨、牡蛎、铅丹等，故可参入重镇之品如珍珠母、生龙齿、生龙骨、生牡蛎、磁石、琥珀之类，则效果更佳。养心安神之力稍显不足，可取远志、酸枣仁、淮小麦之类，加强养心之力。

案2　痰火扰心

惊悸易泄，腰疼足软，有似虚象，而实因痰火，盖脉不弱数，形不枯瘁，未可遽与补也。

半夏　炙草　秫米　橘红　茯苓　竹茹　远志　石菖蒲

诒按：此秫夏合温胆加味也。认证既确，立方自然入彀。

【赏析】

惊悸、遗精、腰疼、足软，乍看一派肾虚之象，若未加思考，动辄六味、八味丸，则谬以千里。尤氏指出此脉不弱数，形体不憔悴瘦弱，非正虚之因，而是痰火。所谓"虚虚实实"，此为临床之大忌。然临证之间，病情复杂，"至虚有盛候，大实有羸状"，更要仔细斟酌，抓住关键。此惊悸乃痰火扰心所致，遗精乃痰火扰动精室之故，腰疼、足软亦为痰火阻滞气机，不通则痛，进而失去濡养所致。故治宜清热化痰，开窍安神。方用半夏秫米汤合温胆汤化裁。半夏秫米汤出自《灵枢·邪客》，用以治疗湿痰内盛、胃不和则卧不安之失眠证，有祛痰和胃，化浊宁神之功。服用本方之后，"故其病新发者，覆杯则卧，汗出则已矣；久者，三饮而已也"，疗效显著，故沿用至今。半夏、橘红、茯苓、竹茹燥湿健脾化痰；远志、石菖蒲开窍安神；炙甘草调和诸药。从药物选择来看，以燥湿化痰为主，故尤氏所云痰火之因，当以痰湿为主，即便有热，热亦不甚也。

案3　肝胆痰热，内热化风

抽搐厥逆，合目则发，此肝胆痰热，得之惊恐，病名痫厥。

半夏　橘红　竹茹　胆星　炙草　石菖蒲　枳实　茯苓

诒按：痰火之邪，因惊恐而直犯肝胆，故见证如此。卧则阳气入于阴，合目则发，是阳气扰动阴脏，致痰火猝发而病作也。方中拟加羚羊角、黄连。

【赏析】

肝主筋，抽搐责之于肝；厥逆之因，后人总结有气、血、痰、食、暑、湿、酒、蛔等，此处厥逆为肝胆痰热所致，由惊恐所得，又被称为痫厥。《素问·大奇论》云："二阴急为痫厥，二阳急为惊。"张景岳注解："脉急者为风寒，邪乘心肾，故为痫为厥。"此处则为肝胆痰热，内热化风所致痫厥。治宜清热燥湿化痰，方以涤痰汤化裁。方中半夏、橘红燥湿化痰；竹茹、胆星清热化痰；茯苓健脾渗湿；石菖蒲化湿开胃，开窍豁痰；枳实破气消痰；炙甘草调和诸药。诒按明确点出了"抽搐厥逆，合目则发"的机制，醒则阳气布达于外，故抽搐厥逆尚不发作；卧则阳气入于阴，阳气扰动脏腑，与内在痰热相争，导致疾病猝然发作。并提出在尤氏方中加入羚羊角、黄连，其中羚羊角平肝熄风，增强了熄风之力；黄连清热燥湿，增强了清热之力，似与方证更为贴切。

案4 下元素亏，风消肝厥

骤惊恐惧，手足逆冷，少腹气冲即厥，阳缩汗出，下元素亏，收摄失司。宜乎助阳以镇纳，第消渴心悸，忽然腹中空洞，此风消肝厥见象，非桂附刚剂所宜。

炒黑杞子　舶茴香　当归　紫石英　细辛　桂枝

诒按：风消肝厥之证，当于温养中佐以滋阴。方中细辛一味，不识何意。愚意再加牛膝、白芍、牡蛎。

【赏析】

肝主惊，惊伤肝。《素问·举痛论》曰："惊则心无所依，神无所归，虑无所定，故气乱矣。"肾主恐，"恐则伤肾"，恐则气下。骤然受惊恐惧，气机逆乱，所谓"阴阳气不相顺接便为厥"，故见手足逆冷，少腹气冲。肝主筋，前阴为宗筋之汇，《素问·厥论》："前阴者，宗筋之所聚，太阴阳明之所合也。"《灵枢·经筋》云："足厥阴之筋……上循阴股，绕于阳器，伤于寒则阴缩入。"气机逆乱，筋脉不利，宗筋内缩，发为阳缩（阳缩又称之"缩阳"症，是指阴茎或整个外生殖器向体内痉挛收缩，外阴、会阴、小腹拘急疼痛的一种急性病证，发病以青壮年为多）；"肝藏魂"、"肾藏志"，"心藏神"，今惊慌恐惧，情志异常导致脏腑功能失调而见汗出，诚如《素问·经脉别论》所云"饮食饱甚，汗出于胃；惊而夺精，汗出于心；持重远行，汗出于肾；疾走恐惧，汗出于肝；摇体劳苦，汗出于脾"。推本溯源，尤氏指出其人"下元素亏"，故"收摄失司"。此即《素问·评热病论》所云"邪之所凑，其气必虚"。本应温阳以镇纳，因患者尚有消渴心悸，腹部消瘦。尤氏将此断为风消肝厥之证。风消一证见于《素问·阴阳别论》，"二阳病发心脾，有不得隐曲，女子不月，其传为风消，其传为息贲，死不治"，其为枯瘦之意，指因情志郁结而形体瘦削的一种证候。《张氏医通》云："风消者，发热消瘦"，"风消，肝木病也"。马莳亦注："血枯气郁而热生，热极则生风，而肌肉自尔消烁矣，故为之风消。"肝厥因肝气厥逆上冲所致的厥证，可见手足厥冷、呕吐昏晕、状如癫痫、不省人事等。此案患者平素即有下元亏虚，现受到精神刺激而诱发。《证治汇补·眩晕》："肝厥之证，状如痫疾，僵仆不醒，醒则呕吐，头眩发热。"故治宜温润益精，佐以滋阴。尤氏实取古法治疗本病。方中枸杞子养肝滋肾；茴香散寒理气止痛；当归养血柔肝，活血止痛；紫石英一味，味甘辛，性温，无毒，可镇心安神，《别录》云其："疗上气，心腹痛，寒热邪气，结气，补心气不足，定惊悸，安魂魄，镇下焦，止消渴，除胃中久寒，散痈肿。"孙思邈《千金翼方》载紫石英汤治疗心虚、惊悸。桂枝味辛甘，性温，功能温经通脉，助阳化气。细辛一味，则颇费思量。论按认为细辛一味于本证不妥，不如加牛膝、白芍、牡蛎柔肝缓急，平肝潜阳。观宋前之方，每于温阳填精药中参入细辛、防风之类，取辛味发散，宣通气机，以通为补之意。其病例有类许叔微《普济本事方·中风肝胆筋骨诸风》中载王思和治疗一宗人得疾，用续断汤、山蓣丸、独活散治疗一月而愈。尤氏善于学习古人，不为时医所囿，实属不易。

案5　肝火挟痰上逆

肝火挟痰上逆，为厥颠疾。

半夏　钩藤　茯苓　枳实　广皮　竹茹　郁金　羚羊角

诒按：方极清稳。

【赏析】

肝火挟痰上逆，气血奔腾于上，轻则半身不遂，语言謇涩，重则"大厥"，即"厥颠疾"，气复返则生，不返则死。痰郁化热，肝火挟痰热上逆，蒙蔽清窍，流走经络，是以突然昏仆，喝僻不遂，然未至手撒遗尿、口开目合、气息微弱、四肢厥冷之程度。故治宜平肝熄风，清热化痰。方以温胆汤化裁。方中钩藤、羚羊角平肝熄风；半夏、茯苓、陈皮、竹茹清热化痰；枳实理气消痰；郁金行气解郁，清心凉血，《本草汇言》谓："郁金，清气化痰，散瘀血之药也。其性轻扬，能散郁滞，顺逆气，上达高巅，善行下焦，心肺肝胃气血火痰郁遏不行者最验，故治胸胃膈痛，两胁胀满，肚腹攻疼，饮食不思等证。又治经脉逆行，吐血衄血，唾血血腥。此药能降气，气降则火降，而痰与血，亦各循其所安之处而归原矣。"此方体现了尤氏一贯用药轻灵，处方平稳之特点，针对肝火及痰，分而治之，未用险峻之品，于平淡无奇中见功。

痰饮门

案1　饮停肺中

肺饮。

紫菀　半夏　桑皮　白前　杏仁

诒按：饮邪在肺，不及于胃，故专用肺药。

【赏析】

此为肺中有饮邪，仅局限于肺，而未波及他脏。症见咳嗽，咳痰稀白，苔白滑，脉沉弦等。故治疗也以温散肺中饮邪为主。饮为阴邪，水湿痰饮一类，当循仲景治疗痰饮病大法"病痰饮者，当以温药和之"之训。方中紫菀味苦辛，性温，归肺经，能润肺下气，化痰止咳，《本经逢原》谓"紫菀，肺金血分之药，《本经》止咳逆上气，胸中寒热结气，取性疏利肺经血气也"；半夏味辛，性温，有毒，归脾、胃、肺经，功能燥湿化痰，降逆止呕，擅长祛湿痰、寒痰；桑白皮味甘，性寒，归肺经，泻肺平喘，利水消肿，《药性赋》言桑白皮"味甘，性寒，无毒。可升可降，阳中阴也。其用有二：益元气不足而补虚，泻肺气有余而止咳"；白前味辛苦，性微温，归肺经，降气化痰止咳，其性微温而不燥烈，长于祛痰，降肺气以平咳喘，无论属寒属热，外感内伤，新嗽久咳均可用之；杏仁味苦，性微温，有小毒，归肺、大肠经，功能降气止咳平喘，润肠通便。诸药皆归肺经，实专治肺也。紫菀、半夏、白前、杏仁皆性温之品，其中紫菀、半夏、白前味辛能散；紫菀、白前、杏仁味苦能降，佐桑白皮之甘寒，防辛燥太过。全方共奏化痰降逆，止咳平喘之功，甚合《素问·脏气法时论》云："肺苦气上逆，急食苦以泄之"之意。五药相伍乃辛苦温佐甘寒，专入肺经，为治疗肺中饮邪之良方。

案2　寒饮射肺

饮邪射肺为咳。

半夏　杏仁　干姜　北五味　白芍　炙草　茯苓　桂枝

诒按：此治饮正法也。

【赏析】

饮邪射肺，乃饮聚于胃，而引动肺中伏饮而发。肺中饮邪阻滞气机，肺气失宣，症见咳嗽，甚或气喘，痰液清稀较多，舌质淡，苔白滑，脉沉弦或弦紧。治以温肺化饮，降气止咳。方以小青龙汤合桂苓五味甘草汤化裁。此小青龙汤去麻黄、细辛加茯苓、杏仁而成。方中小青龙汤去麻黄、细辛，因其无表证，纯为内饮为患；半夏、干姜辛温，温肺化饮；五味子酸收敛肺，一散一收，此《素问·脏气法时论》所言："肺欲收，急食酸以收之，用酸补之，辛泻之"，为治标之法，所谓"肺为储痰之器"也；杏仁苦温，降气平喘，且能降腑气，有利于肺气的肃降，此《素问·脏气法时论》所言"肺苦气上逆，急食苦以泄之"；桂枝温通经脉，通阳化气，茯苓健脾渗湿，此苓桂剂治疗水气病之组成，为根治之法，所谓"脾为生痰之源"也；白芍敛阴和营，防温燥太过；炙甘草调和诸药。此标本兼治之法，实为治疗痰饮病之两大法门。

案3 肾不纳气，阳不潜藏，痰饮射肺

秋冬咳嗽，春暖自安，是肾气收纳失司，阳不潜藏，致水液变化痰沫，随气射肺扰喉，喘咳不能卧息，入夜更重，清晨稍安，盖痰饮乃水寒阴浊之邪，夜为阴时，阳不用事，故重也。仲景云：饮病当以温药和之。金匮饮门短气倚息一条，分外饮治脾，内饮治肾，二脏阴阳含蓄，自然潜藏固摄。当以肾气丸方，减牛膝、肉桂，加骨脂以敛精气。若以他药发越阳气，恐有暴厥之虑矣。

肾气丸减牛膝、肉桂，加补骨脂。

诒按：此案推阐病原，极其精凿。

【赏析】

此案尤氏详析发病之经过，病机之变化。病自秋冬起咳嗽，渐至春暖而平复。是为肾主水，主纳气，今肾失收纳，阳不潜藏，水液失却温煦而成痰沫，并随气之运动，上行于肺，使得肺失宣降，门户不利，而见喘咳不能卧息，入夜重而清晨稍安。尤氏解释为"盖痰饮乃水寒阴浊之邪，夜为阴时，阳不用事，故重也"，即白天阳出于阴，而夜间阳入于阴，痰饮为阴邪，夜间阴邪更甚之故。其发作在肺，而根本在肾。此外，尤氏并列出仲景治疗痰饮

及短气倚息之法，总的原则为"温药和之"，具体治法为"外饮治脾，内饮治肾"。此案当从肾入手，治以温肾纳气化饮，方用济生肾气丸减牛膝、肉桂加北五味、沉香。济生肾气丸由熟地黄、山茱萸、牡丹皮、山药、茯苓、泽泻、肉桂、炮附子、牛膝、车前子组成，方中熟地滋阴补肾，填精益髓；山茱萸补养肝肾，并能涩精，取肝肾同源之意；山药补益脾阴，亦能固肾；三药配合，肾肝脾三阴并补，是为三补。泽泻利湿而泄肾浊，并能减熟地黄之滋腻，茯苓淡渗脾湿，并助山药之健运，与泽泻共泻肾浊，助真阴得复其位，丹皮清泄虚热，并制山茱萸之温涩，故为三泻。炮附子一味，温暖肾阳，补命门之火，阴阳并补，使得"阳得阴助，而生化无穷"。车前子下气祛痰利湿，《本草经疏》言车前子"其主气癃、止痛，通肾气也"。去牛膝之活血祛瘀通淋，肉桂之补火助阳，加补骨脂补肾助阳，纳气平喘。尤氏最后告诫若率用发越阳气之品，则恐肾失封藏，阳无所附，阳气上越而发为暴厥。

案4　年老阳虚，痰阻气机

往昔壮年，久寓闽粤，南方阳气易泄。中年以来，内聚痰饮，交冬背冷喘嗽，必吐痰沫，胸脘始爽，年逾六旬，恶寒喜暖，阳分之虚，亦所应尔。不宜搜逐攻劫，当养少阴肾脏，仿前辈水液化痰阻气以致喘嗽之例。

肾气丸减牛膝、肉桂，加北五味、沉香。

诒按：议论明确，立方亦极精当。

【赏析】

患者壮年时候，久居南方炎热潮湿之地，其毛窍腠理疏松，所谓"阳气易泄"也。中年以后，阳气渐衰，痰饮内聚，冬至出现背冷喘咳，实为痰饮内阻，肺气失宣所致，故云必吐痰沫，则胸脘觉爽利。随着年岁增长，阳气愈虚，年过六旬，症见恶寒喜暖。此为阳气根本不足，治当温阳化饮，遵仲景内饮治肾之法，方用济生肾气丸减牛膝、肉桂，加北五味、沉香。方中三补滋养肾、肝、脾，三泻泄热利湿运脾，助真阴得复其位；炮附子一味温暖肾阳，车前子下气利湿祛痰；去牛膝之活血祛瘀通淋，肉桂之补火助阳，加五味子敛肺滋肾，《神农本草经》云："五味子，主益气，咳逆上气，劳伤羸度，补不足，强阴"；沉香降气温中，暖肾助阳，《日华子本草》谓其"调中，补五脏，益精壮阳，暖腰膝，去邪气"，《医林纂要》更言其："坚肾，补命门，温中、燥脾湿，泻心、降逆气，凡一切不调之气皆能调之"。全方共奏温阳纳气化饮之功。

案 5　下元素虚，内饮犯肺

久遗下虚，秋冬咳甚，气冲于夜，上逆不能安卧，形寒足冷，显然水泛而为痰沫，当从内饮门治，若用肺药则谬矣。

桂枝　茯苓　五味　炙草　白芍　干姜

诒按：古人云：内饮治肾。据此证情，似可兼服肾气丸，以摄下元。

【赏析】

患者遗精日久，导致下元虚弱，现秋冬咳嗽较甚，夜间气冲于上，冲气上逆而不能安卧，形寒足冷为阳虚不能温煦所致，究其原因仍为阳虚水泛终成痰饮。故治以温阳化饮，平冲降逆，敛气归元。方用桂苓五味甘草汤加味。方中桂枝平冲降逆，茯苓利水趋下，两药合用则引逆气下行，桂枝配甘草辛甘化阳，五味子收敛虚阳归神，皆助桂枝平冲气；干姜温中散寒，芍药敛阴和营，防利湿太过。尤氏抓住患者阳虚饮停之本及冲气上逆之标，故用本方治疗。然患者终因遗精日久损伤下元，可循诒按兼服金匮肾气丸，补下元之虚而助气化，使饮从小便去也。

案 6　肝风痰饮相搏，内壅外闭

肝风与痰饮相搏，内壅脏腑，外闭窍隧，以致不寐不饥，肢体麻痹，迄今经年，脉弱色悴，不攻则病不除，攻之则正益虚，最为棘手。

钩藤　菖蒲　刺蒺藜　远志　竹沥　郁金　胆星　天竺黄

另指迷茯苓丸临卧服。

诒按：病属难治，而立方却周匝平稳，非学有本原者，不能办此。

【赏析】

肝风内动，为阴不涵阳所致，内生痰饮，与之相搏，内壅脏腑导致脏腑功能失调，外闭经络孔窍，从而出现日不能食，夜不能寐，肢体麻痹。病经多年，脉弱，形色憔悴，此正虚也，然不攻邪，则病不除，所谓吐故方能纳新，然正虚又不耐攻伐，攻之则正愈虚，实进退两难。治以平肝熄风，清热化痰，并辅以指迷茯苓丸临睡服用，以燥湿和中，化痰通络。方中钩藤平肝熄风；胆南星、天竺黄、竹沥清热化痰；石菖蒲、远志开窍豁痰，化湿安神；郁金行气解郁；白蒺藜下气行血。指迷茯苓丸见于《全生指迷方》，又称"茯苓丸"，由茯苓、半夏、枳壳、风化芒硝、生姜汁面糊为丸组成，功能燥湿和中，化痰通络。方中茯苓淡渗利湿健，半夏辛温祛痰，生姜温散湿邪，枳壳通利，风化芒硝涤痰导饮。适用于中脘停痰，臂痛难举，或肩背酸痛麻木等症。尤氏《金匮翼》中称其为"治痰之第一方"。此案实俱攻补两难之状，然尤氏处方平稳，未行峻猛之剂，实考虑周全也。

案7　肝阳化风，脾虚生痰

肝阳因劳而化风，脾阴因滞而生痰，风痰相搏，上攻旁溢，是以昏运体痛等证见也。兹口腻不食，右关微滑，当先和养胃气，蠲除痰饮，俟胃健能食，然后培养阴气，未为晚也。

半夏　秫米　麦冬　橘红　茯苓

诒按：审察病机，以为立方步伐，临证者宜取法焉。

【赏析】

肝阳因劳而化风，《素问·生气通天论》云："阳气者，烦劳则张"，是指阳气因过度烦劳而鸱张亢盛，此处当为肝阳因过度劳倦而鸱张，化为肝风。脾阴因滞而生痰，此言费解。盖脾阴乃藏于脾中之阴津，从饮食水谷化生而来的精微物质，较之胃阴则更黏稠，更精微。老中医章真如曾言："脾阴系指水谷所化生的营液膏脂，且有濡养本脏和灌溉其他脏腑，营养肌肉，参与运化等作用。"脾阴为正气之属，不当因滞而生痰。此处言脾阴可能与肝阳相对言，脾为阴土，喜燥恶湿，此处为脾虚失运而生痰饮。风痰相搏，上至头目则见头晕目眩，旁及四肢则见体痛。口腻不食为痰湿内聚，脾失健运所致，右关主肺，脉微滑，亦为有痰饮之象。治以先和养胃气，蠲除痰饮，待胃健能食，脾复健运，再培养阴气。此标本先后缓急之治也。方用半夏秫米汤加味。方中半夏燥湿化痰；秫米和胃安眠；橘红、茯苓健脾利湿；麦冬养阴生津，滋阴肺胃，胜在不助湿邪，并可防温燥利湿药太过。其后可用山药、莲肉、扁豆、苡仁等一类的甘淡益脾之品，或兼用百合、款冬花、枇杷叶、麦冬等一类培养阴气之药，方可选用参苓白术散、资生丸等化裁。

咳喘门

案1　素体虚弱，风热犯肺

风热不解，袭入肺中，为咳为喘，日晡发热，食少体倦，渐成虚损，颇难调治。勉拟钱氏阿胶散，冀其肺宁喘平，方可再商他治。

阿胶　茯苓　马兜铃　薏米　杏仁　炙草　糯米　芡实

再诊：青蒿　丹皮　鳖甲　茯苓　石斛　甘草　归身　广皮　白芍

诒按：此正虚而兼感外邪之证，乃内伤挟外感病也。

【赏析】

外感风热，导致肺失宣降，发为咳喘。日晡发热，乃阳明热盛之征，食少体倦乃脾胃虚弱所致。病渐发展而成虚损，此脾肺虚弱也。纵观此案，乃正虚挟风热外感。正如《素问·评热病论》所言："邪之所凑，其气必虚。"正虚为本，外感为标；现正虚之极，尤氏拟先扶正。治以补肺健脾，宁嗽止咳。方用钱乙补肺阿胶汤化裁。方中阿胶滋阴补肺养血；马兜铃清泻肺热，化痰宁嗽；杏仁宣降肺气，止咳平喘；苡仁、茯苓健脾利湿；芡实益肾补脾涩精（恐有遗精）；糯米益脾胃；炙甘草调和诸药。诸药合用，补脾滋肺，燥者润之，金郁泻之，培土以生金，以期正胜而邪却。随后在兼顾正虚的同时，养阴透热，健脾养血。方用青蒿鳖甲汤化裁。方中鳖甲直入阴分，咸寒滋阴，以退虚热，青蒿芳香清热透毒，引邪外出。二者合用，透热而不伤阴，养阴而不恋邪。丹皮凉血透热，助青蒿以透泄阴分之伏热。茯苓健脾利湿，当归、白芍养血柔肝，石斛益胃生津，滋阴清热，陈皮理气和胃，甘草调和诸药。此先后缓急之治法，本虚为先，标实为后，示之为典范。

案 2　饮寒伤肺

久嗽脉不数，口不干，未必即成损证，此为肺饮，郁伏不达故也。

厚朴　煨姜　桑皮　杏仁　广皮　甘草　半夏

诒按：此属饮寒伤肺，乃内因之实证也。

【赏析】

咳嗽日久，并非一定成虚，其脉不数，口不干，考虑为寒饮停肺，肺气上逆所致。肺为华盖，清虚之脏也，若内有水饮、痰邪等，阻碍肺之宣发肃降，则发为咳喘等。故治以温阳化饮，降逆止咳。方中煨姜温肺散寒化饮；厚朴下气消痰；杏仁降逆止咳；桑白皮泻肺平喘，利水消肿；半夏燥湿化痰；陈皮燥湿理气；甘草调和诸药。此方肺脾同调，标本兼顾，自当奏效。

案 3　体虚邪滞，肺络不清

体虚邪滞，肺络不清，脉弦而细，幸不数耳。

沙参　桑叶　杏仁　茯苓　马兜铃　贝母　甘草　粳米

诒按：案语得看病之窍，最宜留意。

【赏析】

体虚邪滞，肺络不清，脉弦而细此阴虚而有燥热，肺失肃降而有咳嗽，惟脉象未见数脉，热亦不盛，补肺之余而不恋邪，疏风之际而不碍虚。此为补肺阿胶汤之意化裁，又有后世滋阴润燥法之前身。故治以清宣燥热，润肺止咳，培土生金。方中桑叶轻宣燥热；杏仁宣降肺气；沙参、贝母生津润肺，止咳化痰；茯苓健脾利湿；马兜铃清泻肺热，化痰宁嗽；粳米、甘草补益脾胃。此方与《温病条辨》之桑杏汤同用沙参、桑叶、杏仁、贝母，均有清宣燥热，润肺止咳之功，其不同之处在于本方另用茯苓、甘草、粳米健脾培土以生金，马兜铃清泻肺热；而桑杏汤则用豆豉宣透胸中郁热，栀子皮轻清上焦肺热，梨皮生津润肺，止咳化痰，两方各有侧重，临床当据证而辨，酌情选用。

案4　肺阴不足，肺脏有热

肺阴不足，肺热有余，咳则涕出，肌体恶风，此热从窍泄，而气不外护也，他脏虽有病，宜先治肺。

阿胶　贝母　沙参　马兜铃　杏仁　茯苓　炙草　糯米

诒按：此等证虚实错杂，若粗工为之，或与疏散，或与补涩，均足致损。

【赏析】

肺阴不足，肺脏有热，肺失肃降而咳嗽，肺开窍于鼻，涕为肺之液，肺移热于鼻而见涕出，邪热从毛窍外泄，腠理疏松，卫气不得外护，不胜风袭故恶风。病有先后缓急，虽有他脏之病，此仍以治肺病为先。方用补肺阿胶汤化裁。方中阿胶滋阴补肺，养血止血；马兜铃清泻肺热，化痰宁嗽；杏仁宣降肺气，止咳平喘，沙参、贝母生津润肺，止咳化痰，茯苓健脾利水，糯米、炙甘草益脾胃。此寒热错杂之证，治以寒温错杂之法。诸药合用，补肺阴，清肺热，降肺气，补脾胃，生肺金。非临床经验丰富之老手断不能为之，见识自高人一等，值得后学效法。

案5　脾虚肺弱

肺病以中气健旺、能食便坚为佳，兹喘咳已久，而大便易溏，能食难运，殊非所宜，诊得脉象与前无异，但能节饮食，慎寒暖，犹可无虞。

　　沙参　贝母　炙草　杏仁　苡仁　橘红　枇杷叶

　　又丸方：六味丸加五味子、肉桂。

　　诒按：不刊之论，读者最宜记好。

【赏析】

　　脾属土，主运化，乃气血生化之源；肺属金，主气，司呼吸。从五行生克关系来看，土生金，母健则子康，故中气健运则肺得所养。若肺病而中气健运，是谓子病而母尚健，其病预后为佳。若肺病日久，子病及母，则病重一层。病既如此，倘若能调摄起居饮食，此病亦可逐渐恢复。肺病喜清润，而脾病恶湿，治以润肺降逆止咳，燥湿健脾利湿，此两者兼顾之法，药用清灵平和，方不碍事。方中沙参、贝母生津润肺，止咳化痰，杏仁降逆止呕，橘红燥湿化痰，苡仁健脾利水，枇杷叶降逆止咳，炙甘草调和诸药。后以六味丸加五味子（即都气丸）、肉桂，取滋肾纳气，金水相生之法以善其后。方中六味丸滋阴补肾；五味子敛肺止咳，滋肾涩精；肉桂补火助阳，引火归元。诚如《类证治裁·喘证》所言："肺为气之主，肾为气之根，肺主出气，肾主纳气，阴阳相交，呼吸乃和，若出纳升降失常，斯喘作焉。"

案6　中气虚馁，肺失肃降

　　咳嗽，食后则减，此中气虚馁所致，治宜培中下气法。

　　人参　半夏　秫米　南枣　麦冬　炙草　枇杷叶

　　诒按：此证不甚多见，学者须记之。

【赏析】

　　咳嗽，食后则减，尤氏断为"中气虚馁"所致，此临床少见之证。此为《素问·咳论》所云："五脏六腑皆令人咳，非独肺也"之例证。脾为肺母，脾虚导致肺亦虚，故治以培土生金，降逆止咳。方用麦门冬汤化裁。方中人参益气生津，补益脾胃；半夏燥湿降逆化痰；麦冬滋养肺胃，清降虚火；炙甘草、南枣益胃生津；秫米和胃安眠；枇杷叶降逆止咳。诸药合用，使肺胃气阴得复，则虚火平，逆气降，痰涎清，咽喉利，咳喘自愈。此方亦含半夏秫米汤之组成，以方测证，患者可见胃虚之夜寐不安。

案7　脾肺俱虚

久嗽便溏，脉虚而数。脾肺俱病，培补中气为要，恐后泄不食，则瘦削日增也。

人参　白芍　扁豆　薏仁　广皮　茯苓　炙草　山药（蜜炙）　炮姜炭

诒按：此亦脾肺两治之法，较前数方为切实，亦以此证中气虚寒，无咽干溺涩等虚热亢炎之证，故用药稍可着力耳。然欲求效难矣。

【赏析】

咳嗽为肺失肃降，便溏为脾失健运，脉虚而数，此脾肺俱虚，中气虚寒，而内无虚热。脾为肺母，母健则子旺，故治以培补中气为要。方用参苓白术散化裁。方中人参益气健脾生津；茯苓健脾利湿度；白扁豆、薏苡仁、山药健脾渗湿；陈皮燥湿和胃；白芍敛阴和营；炮姜炭温阳健脾；炙甘草调和诸药。若脾失健运，中气日虚，生化乏源，则成虚损，病谓难治。

案8　阴虚阳浮，肾病及肺

阴虚于下，阳浮于上。咳呛火升，甚于暮夜。治肺无益，法当补肾。

熟地　杞子　天冬　白芍　茯苓　山药　丹皮　龟板

诒按：此方即胡桃、五味，均可加入。

【赏析】

肺为气主，肾为气根。今肾阴不足，阳气浮越，其症可见咳呛，夜间明显，腰膝酸软，两腿无力，眩晕耳鸣，失眠多梦，潮热盗汗，五心烦热，舌红少津，脉细数等。虽病见于肺，实病之源头在肾。见咳治肺，此为粗工，当求于本。治以滋阴降火，补肾潜阳。方用六味地黄丸化裁。方中熟地补血养阴，填精益髓；枸杞子滋肾润肺；天冬入肺、肾经，功能清肺抑火，滋阴润燥；白芍敛阴和营；茯苓健脾渗湿；山药平补三焦，可补脾养胃，生津益肺，补肾涩精；丹皮清热凉血；龟板滋阴潜阳补肾。诸药合用，金水相生，虚火得降，肺不受扰，则咳呛自止。

案9　肝气犯肺

干咳无痰，是肝气冲肺，非肺本病。仍宜治肝，兼滋肺气可也。

黄连　白芍　乌梅　甘草　归身　牡蛎　茯苓

诒按：方中少润肺之品。拟加北沙参、桑白皮。再肝之犯肺，必挟木火，栀丹亦应用之药也。

【赏析】

肝气犯肺，肺失肃降，此木反侮金，症见干咳无痰或痰少而黏，咳嗽剧烈，声高连连，面红目赤，舌红，苔黄，脉弦或弦数等。故治以清肝平木，滋肺养阴。方中黄连清热泻火；白芍柔肝敛阴；乌梅味酸补肝，生津敛肺；当归养血活血；牡蛎潜阳补阴；茯苓健脾渗湿；甘草调和诸药。此佐金平木之法，亦为治咳一法。此处尤氏举培土生金、金水相生、佐金平木等数法治疗咳嗽，实为治咳非独治肺之最佳注脚。另可遵诒按加滋肺之品，以补原方之不足，加北沙参滋肺养阴，桑白皮泻肺平喘，因肝郁化火，致木火刑金，此挟火势而上冲，故加栀子清热泻火，丹皮清热凉血，或予加味逍遥散斟酌一二。

案10　风伤于上，湿伤于下

风伤于上，湿伤于下，上为咳嗽痰多，下为跗肿酸痛。宜先治上，而后治下。

薄荷　杏仁　桔梗　旋覆花　甘草　象贝　连翘　前胡

诒按：肺主一身之治节，故以治肺为先。

【赏析】

风为阳邪，其性轻扬升散，易袭阳位；湿为阴邪，湿性趋下，易袭阴位。故风伤于上，而见咳嗽痰多，湿伤于下，而见跗肿酸痛。《素问·灵兰秘典论》云："肺者，相傅之官，治节出焉。"肺主气，为水之上源，是通调水道的重要环节之一。今风伤于肺，肺失肃降而见咳嗽痰多，故先治之，肺之功能恢复，亦有利于湿邪的祛除。治以疏风降逆，止咳化痰。方中薄荷疏散风热，清利头目；杏仁止咳平喘；桔梗宣肺祛痰；旋覆花下气消痰；象贝清热化痰，开郁散结；连翘清热解毒；前胡散风清热，降气化痰；甘草调和诸药。其用药深合"治上焦如羽"之意。风邪疏散，再予治湿。脾主运化，为生痰之源，治下当以健脾利湿为法，可予二陈汤加苡仁等健脾祛湿之品中斟酌。

案11　阴亏肺热

咳甚于夜间，肌热于午后，此阴亏也。浊痰咳唾，鼻流清涕，是肺热也。病本如是，奏功不易。拟甘咸润燥法。

阿胶　燕窝　沙参　海浮石　瓜蒌霜　川贝　杏仁　甘草

诒按：此证痰必干黏，故用药如是。

【赏析】

夜间咳嗽加重，午后发热，此为阴虚所致，还可见干咳少痰，咳久不愈，伴形体消瘦，口干咽燥，手足心热，舌红，苔少，脉细数等。咳唾浊痰，鼻流清涕，此肺中有热之故。此案属燥嗽，故用甘咸润燥法。干咳、痰干黏为其辨证要点。治以养阴润燥止咳。方中阿胶甘平微温，补血滋阴润燥；燕窝甘平，养阴润燥，益气补中；沙参甘寒，生津润肺，止咳化痰；海浮石咸寒，清肺火，化老痰；瓜蒌霜甘苦寒清热去火，苦降肺痰，止嗽平喘；川贝甘平凉，清热化痰，润肺止咳；杏仁苦温，降气止咳平喘；甘草甘平，调和诸药。正如喻嘉言在《医门法律》中言："伤燥之咳，痰黏气逆。"燥嗽之治，喻嘉言用阿胶，叶天士用熟地，皆师承古法，而尤氏在治疗燥嗽病案之中均有使用，亦为善师古法者。

案12　外感温燥，肺胃俱伤

内热与外热相合，肺胃受之，则咳而不能食，头胀肌热心烦。宜清上中二焦。

竹叶　芦根　花粉　杏仁　贝母　知母　桔梗　橘红

诒按：此外感温燥之咳，故专用清泄。

【赏析】

外感温燥，内热与外热相合，肺胃阴伤，肺失肃降，胃失受纳，故见咳而不能食，热势上攻，热扰心神，则见头胀肌热心烦。治以清热滋阴润燥。方用贝母瓜蒌散化裁。方中竹叶清热生津除烦；芦根清热生津，除烦止呕；天花粉清热生津；贝母生津润肺，止咳化痰；杏仁降逆止呕；知母清热泻火，生津润燥；桔梗宣肺祛痰；橘红燥湿化痰。方极清灵，心思亦巧。

案13　肝肾精血亏虚，肺失宣降

脉细数促，是肝肾精血内耗，咳嗽必吐呕清涎浊沫。此冲脉气逆，自下及上，气不收纳，喘而汗出，根本先拨，药难奏功。医若见血为热，见嗽治肺，是速其凶矣。

人参（秋石制）　熟地　五味子　紫衣胡桃

诒按：此难治之证，在咳嗽门中，亦别是一种也。

【赏析】

燥嗽日久，穷及肝肾，精血内耗而见呛咳，呕吐清涎浊沫，并痰中带血；气促而不足以息，喘而汗出，此肾不纳气，根本已伤。若见血以为热迫血溢而予清热泻火，见嗽而降逆止嗽而惟治肺，则病必加剧，其势难挽。此急则治标，予益气养阴，温阳固脱。病属难治，盖用此法，冀望挽回一二。方中人参有秋石制过，秋石咸寒，功能滋阴降火，止血消瘀，经此炮制，人参性亦变凉，益气生津而不燥，益肺补脾，使正气得复；熟地滋阴补肾，补血养阴，填精益髓；五味子敛肺滋肾；紫衣胡桃温肺补肾，而通命门，峻补下焦。若病能挽回，则当缓图其本，以收全功。

案14 肝肾阴亏，阳浮于上，痰热扰肺

脉虚数，颧红声低，咳甚吐食，晡时热升，多烦躁。此肝肾阴亏，阳浮于上，精液变化痰沫。病已三年，是为内损，非消痰治嗽可愈，固摄下焦，必须绝欲，以饮食如故，经年可望其愈。

都气丸加女贞子、枸杞子、天冬。

诒按：用药颇为切实。

【赏析】

患者病已三年，渐成虚损。颧红声低，晡时热升，多烦躁为肝肾阴虚，虚阳上浮所致，咳甚吐食为肝肾亏虚，肺失肃降所致，脉虚数亦为阴虚有热之象。此外，还可症见气短咳嗽，痰少稠黏，呼吸喘促，口干咽燥，潮热盗汗，或遗精，心烦少寐，心悸健忘等。虽外见咳嗽，病实在下焦，故尤氏云"非消痰治嗽可愈"。治以滋补肝肾，纳气固脱。此外还要求患者绝欲，以防动摇肾精，加重病情。方中都气丸补肾纳气，涩精止遗；女贞子补益肝肾，清虚热，强腰膝；枸杞子养肝滋肾润肺；天冬润肺滋肾。因患者饮食如故，是脾胃未衰，气血生化有源，故尤氏谓其病"经年可望其愈"。

案15 胃阳亏虚，肺胃俱病

脉微小，形寒，久嗽失音，是气馁阳损，议固胃阳，取甘温之属。

蜜炙生姜 炙草 白芍 黄芪 大枣

诒按：此亦虚咳中另一法门。

【赏析】

久嗽失音，形寒肢冷，脉微小，为一派阳虚之象，尤氏言其治在中焦，

取甘温培中之法。治以益气温阳，调和营卫。方中蜜炙生姜温中散寒化饮，与大枣相伍，又能调和营卫，且生姜平冲降逆，正体现了《本草从新》所云："凡和中止呕，生姜得与大枣用，取其和脾胃津液而合营卫，最为平妥。"炙甘草在此调和诸药，与大枣与大枣同用而益气和中，扶正祛邪；白芍敛阴和营；黄芪大补脾肺，益气固表。方小力专，取效自当迅速。

案 16　外感风热，金实不鸣

咽痛声哑，有肺损肺闭之分。所谓金破不鸣，金实亦不鸣也。此证从外感风热而来，当作闭治，温补非宜。所虑者，邪不外达而内并耳。

阿胶　杏仁　桔梗　贝母　牛蒡　元参　甘草　粳米　马兜铃

诒按：此钱氏补肺之类，乃虚实兼治之法。

【赏析】

声哑或失音有金破不鸣，金实不鸣之分。金破不鸣多为肺气或肺阴虚损，津亏失润引起，如肺肾阴亏则肺燥而热郁，阴液不能上承，咽喉失于濡润，故声音嘶哑。金破不鸣多属虚证，失音呈慢性进行，故又称为"久喑"。《景岳全书·杂证谟》卷二十八云："声由气而发，肺病则气夺，此气为声音之户也。肾藏精，精化气，阴虚则无气，此肾为声音之根也。"金实不鸣多为实热壅肺，肺气不宣所致。其多属实证，多见外感风寒或风热，痰浊阻滞以致肺气不宣而失音。因发病急骤，故又称"暴喑"。本案从外感风热而来，当作金实不鸣治疗，惟内有正虚，故采用虚实兼顾之法。方用补肺阿胶汤化裁。方中阿胶滋阴补肺养血；马兜铃清泄肺热，化痰宁嗽；牛蒡子宣肺清热，化痰利咽；杏仁宣降肺气，止咳平喘；桔梗宣肺祛痰利咽；贝母清热化痰止咳；玄参清热凉血，滋阴利咽；粳米补脾胃，甘草调和诸药，且与桔梗相伍，利咽止痛。

案 17　肺脾俱虚，金破不鸣

用复脉甘润法。呛止音出，得益水濡润之力也，无如胃弱便溏，此药不宜再用，仿金匮麦门冬汤义，取养土之阴，以生肺金。

麦门冬汤

诒按：此用药转换法也。

【赏析】

呛咳声哑，此为阴虚所致，乃金破不鸣，用甘润法，予复脉汤（即《伤寒论》之炙甘草汤）。复脉汤益气滋阴，通阳复脉。临床可见干咳无痰，或咳吐涎沫，量少，形瘦短气，虚烦不眠，自汗盗汗，咽干舌燥，大便干结，脉虚数等。此益水滋润，但有碍脾胃运化，若脾胃虚弱，大便稀溏，则本方不宜再用。可仿麦门冬汤意，培土以生金。治以清养肺胃，降逆下气。方用麦门冬汤。方中麦门冬滋养肺胃，清降虚火；人参益气生津；半夏降逆化痰；炙甘草、大枣、粳米益胃气，生津液。叶天士用复脉汤每去麻仁，亦多因于此。可见脾胃健运，气血生化有源，五脏皆受其养，则不至于发展为虚损之病。

案18 脾肺同病，肝肾阴亏

久咳，便溏腹满。脾肺同病，已属难治，况脉数、口干、潮热，肝肾之阴亦不足耶。

白芍　薏仁　茯苓　莲肉　炙草　广皮　扁豆

诒按：病重药轻，恐难奏效。且于肝肾，亦未顾到。拟加用水泛六味丸一两，绢包入煎。

【赏析】

既见久咳，此肺失宣降，又见便溏腹满，此脾失健运，故曰脾肺同病，此母子同病，同时又见脉数口干潮热，为肝肾阴亏。数脏虚弱，病属难治。尤氏从中焦立法，颇有巧思。盖脾为后天之本，气血生化之源，脾先虚则后天失养，则五脏皆失其养。仲景立小建中汤健运中州，为补五脏之妙法，偏于脾气虚；尤氏立本方滋阴运脾，偏于脾阴虚，此补五脏之又一法门。缪仲淳在《先醒斋医学广笔记》中云："胃气弱者则不能纳，脾阴亏则不能消，世人徒知香燥温补为治脾虚之法，而不知甘凉滋润益阴之有益于脾也。"后世医家补益脾阴均循《素问·五脏生成篇》中"脾欲甘"之说，均守《素问·刺法论》中"欲令脾实……宜甘宜淡"之训。唐容川提出"甘寒益胃阴、甘淡实脾阴"的观点，组方遣药以存津液为要旨，注意阴阳兼顾。张锡纯亦指出"淡养脾阴"的观点，充实了"甘淡滋脾"的理论。脾为太阴湿土，无湿则不能行稼穑之能，湿盛则壅滞，故滋补脾阴之药多为甘淡之药，甘则能补，淡则能利，补而不腻，培补中宫，而不燥津液之品，务期燥湿合宜，俾脾胃复健，饮食日增，生化不绝，则虚损可望恢复。常用中药如山药、沙参、太子参、黄精、扁豆、苡仁、玉竹、莲肉、白术、麦冬、石斛、云苓、芡实、甘草等药。其中尤以山药性平不燥，补而不滞，滋而不腻，为滋补脾阴之良药。张锡纯创一味薯蓣饮，单用山药一味，称其"能滋阴又能利湿，能润滑又收涩，是以能补肺肾兼补脾胃"。山药入肺、脾、肾经，《神农本草经》云其"补中益气力，长肌肉，强阴"，既能补阴，又能益气，与人参、莲肉配伍则效果更佳。此外，补脾阴的常用方剂有吴澄《不居集》中的理脾阴5方：①中和理阴汤（人参、山药、扁豆、莲肉、老米、燕窝）；②理脾阴正方（人参、紫河车、白芍、山药、扁豆、茯苓、橘红、甘草、莲肉、老米、荷叶）；③资成汤（人参、白芍、扁豆、山药、茯神、丹参、橘红、甘草、莲肉、檀香）；④升补和中汤（人参、扁豆、山药、茯神、钩藤、陈皮、甘草、荷叶蒂、谷芽、老米、红枣）；⑤培土养阴汤（制首乌、丹参、扁豆、谷芽、白芍、车前、莲肉、猪腰）。此外，还有《慎柔五书·虚损门》之慎柔养真汤（人参、白术、茯苓、甘草、山药、莲肉、白芍、五味子、麦冬、黄芪）；陈无择《三因方》之六神散（人参、白术、茯苓、甘草、山药、扁豆）；《太平惠民和剂局方》之参苓白术散（人参、白术、茯苓、甘草、山药、扁豆、苡仁、砂仁、莲肉、桔梗、陈皮）等。本案尤氏使用白芍敛阴和营；薏仁、茯苓、莲肉、扁豆健脾养阴；陈皮理气和胃；炙草调和诸药。但以便实、安谷为佳，所谓"安谷则昌，绝谷则亡"，不可面面俱到，使用滋补肝肾之品，反致便溏、腹满等加重，得不偿失。

案 19　胃虚气逆，肺失肃降

咳而吐沫，食少恶心，动作多喘，中气伤矣。非清肺治咳所能愈也。

人参　半夏　麦冬　炙草　茯苓　粳米　大枣

诒按：此胃虚咳嗽也。方宗《金匮》大半夏、麦门冬两汤之意。

【赏析】

咳嗽为肺失宣降，吐涎沫为胃中寒冷，浊阴上逆，食少恶心为胃虚不能腐熟，胃气上逆之故，动作多喘亦为胃虚而肺气不降。其病在肺，而根本在胃。治以补虚调中，降逆和胃。方用大半夏汤合麦门冬汤化裁。方中人参益虚安中；半夏燥湿降逆；麦冬益胃生津、润肺止咳；茯苓健脾渗湿；粳米、大枣、炙草补益脾胃，调和诸药。此方润燥结合，消补兼顾。李东垣云："辛药生姜之类治呕吐，但治上焦气壅表实之病，若胃虚谷气不行，胸中闭塞而呕者，惟宜益胃，推扬谷气而已，勿作表实，用辛药泻之。"此又一治咳非治肺之一法。

案 20　阴虚火动，胃气上逆

咳而衄。阴不足，火内动也，恶心不食，宜先治胃。

竹茹　粳米　广皮　石斛　贝母　杏仁

诒按：既有火动而衄见证，宜兼清降。

【赏析】

本案咳嗽而见衄血，乃阴不足而阳亢，火盛而迫血妄行所致。恶心不食乃胃中有热，胃气上逆之故。故治宜清胃降逆，养阴止咳。方中竹茹清热化痰，除烦止呕；陈皮理气和胃；石斛益胃生津，滋阴清热；贝母清热润肺，化痰止咳；杏仁止咳平喘；粳米补益脾胃。似可加清降肺胃之品，如桑白皮、芦根之类，则更妥帖。

案 21　痰气壅阻，肺失治节

浮肿咳喘，颈项强大，饮不得下，溺不得出，此肺病也。不下行而反上逆，治节之权废矣。虽有良剂，恐难奏效。

葶苈大枣泻肺汤

诒按：此痰气壅阻之证，故重用泻肺之剂。

【赏析】

《金匮要略·肺痿肺痈咳嗽上气病脉证治》云："肺痈，喘不得卧，葶苈大枣泻肺汤主之。"又云："肺痈，胸满胀，一身面目浮肿，鼻塞清涕出，不闻香臭酸辛，咳逆上气，喘鸣迫塞，葶苈大枣泻肺汤主之。"此案患者浮肿咳喘，颈项强大，饮不得下，溺不得出乃肺失治节，通调水道之功能障碍。肺主气，主治节，为水之上源。肺失通调，水湿内停，泛溢肌肤，气机阻滞，气化不行则见浮肿，颈项强大，饮不得下，溺不得出；邪气壅肺，宣降失司，气逆不降，故咳喘。此痰气交阻，壅塞于肺。故治以泻肺去痰，利水平喘。方中葶苈子入肺泻气，开结利水，使肺气通利，痰水俱下，则喘可平，肿可退；但又恐其性猛力峻，故佐以大枣之甘温安中而缓和药力，使邪去而正不伤。此急则治标之法，病已迁延至此，确为棘手，故尤氏云："虽有良剂，恐难奏效。"

案 22　下元亏虚，阳气不潜

脉寸关大而尺小，口干，上气不下，足冷不温，此阳气不潜，当用阴中阳药治之。

六味丸加牛膝、车前、五味、肉桂。

诒按：此兼肾气、都气两方之意。

【赏析】

此案患者脉寸关大而尺小，此下元不足，口干，上气不下，足冷不温乃阳气浮越，肾失摄纳。兹去阴中求阳之意，所谓"善补阳者，必于阴中求阳，则阳得阴助而生化无穷"。治以滋阴潜阳，补肾纳气。方用六味丸加牛膝、车前、五味、肉桂。方中六味地黄丸滋阴补肾，补五脏之阴以纳于肾也；牛膝活血通经，补肝肾，强筋骨，引血（火）下行；车前子甘寒滑利，性专降泄，有通利小便、渗湿泻热之功；五味子敛肺滋肾生津，《本草经疏》云："五味子主益气者，肺主诸气，酸能收，正入肺补肺，故益气也。其主咳逆上气者，气虚则上壅而不归元，酸以收之，摄气归元，则咳逆上气自除矣……五味子专补肾，兼补五脏，肾藏精，精盛则阴强，收摄则真气归元……"肉桂温肾助阳，引火归元，《神农本草经》谓其"主上气咳逆，结气喉痹吐吸，利关节，补中益气"。此方兼有肾气丸及都气丸两方之意，补肾纳气而兼引火归元之法，实因虚阳上越而不潜，肾不纳气之故，症见足冷膝冷，上气不下等。

案23　肺失肃降，肾不纳气

脉数减，咳亦缓。但浮气不得全归根本，宜补益下焦，以为吸受之地。

六味丸加五味子、菟丝子。

又丸方：六味丸加五味子、杜仲、芡实、莲须、菟丝子、杞子，蜜丸每服五钱。

诒按：议论稳实，方亦妥帖。

【赏析】

此案患者当先见咳嗽，脉数，治疗之后脉数减，咳亦缓，但肾不纳气，浮气不能全归于肾。故治以补肾纳气。方用六味丸加五味子、菟丝子。此即都气丸之意。六味地黄丸滋阴补肾，五味子敛肺滋肾生津，此即益肺之源，以生肾水也。菟丝子补肾益精，固精缩尿。又用丸方，以前方六味丸加五味子、菟丝子为底方，加杜仲补肝肾、壮腰膝、强筋骨，《玉楸药解》谓其"益肝肾，养筋骨，去关节湿淫。治腰膝酸痛，腿足拘挛"；芡实、莲须固肾涩精；枸杞子养肝滋肾润肺。以方测证，患者当有腰膝酸软，遗精滑泄之症。

此上病下取，治病必求于本也。

案 24　下元不足，肺失肃降，痰结于项

气喘足冷至膝，唇口干，鼻塞，脉虚小。下气上逆，病在根本。勿以结痰在项，而漫用清克也。

肾气丸三钱，盐花汤送下。

诒按：识见老当。

【赏析】

气喘，足冷至膝乃肾阳不足，肾不纳气之故。唇口干，鼻塞，脉虚小为肾阳不足，或兼外感。虽病之表现在上焦，病之根本在下焦。虽有结痰，但不可妄用清热化痰散结。当循"外饮治脾，内饮治肾"之法，予肾气丸温肾化气祛饮。方中取少量补阳的熟附子、肉桂，辅以大队补阴药，一是取"少火生气"之意，以鼓舞肾气，二是本着阴阳互根的原理，"孤阴不生，独阳不长"，"善补阳者必于阴中求阳，则阳得阴助，而生化无穷"，"火不可亢，亦不可衰"。此见识卓远，不为表象所迷惑，直指病之根本。

案 25　肺实于上，肾虚于下，脾困于中

久咳喘不得卧，颧赤足冷，胸满上气，饥不能食。此肺实于上，肾虚于下，脾困于中之候也。然而实不可攻，姑治其虚，中不可燥，姑温其下，且肾为胃关，火为土母，或有小补，未可知也。

金匮肾气丸

诒按：拟再用旋覆代赭汤送下，则上中两层，亦可关会矣。

【赏析】

久咳喘不得卧乃肺失宣降，颧赤足冷乃肾阴亏虚，虚阳上浮，胸满上气，饥不能食，乃脾虚失运，气机不调，中焦失于斡旋。虽有邪实，亦不可妄攻，因有正虚存在；虽有脾虚失运，亦不可率用温燥，因有阴虚存在；权衡之下，

惟治下焦，或可一试。肾为胃之关，火为土母，补火以燠土，利用脏腑生克关系治疗本病。故治以温肾助阳。方用金匮肾气丸。方中干地黄滋补肾阴，填精益髓；山茱萸温补肝肾，收敛精气；山药健脾益阴，兼能固精；泽泻清泄肾火，以防干地黄的滋腻；丹皮清泻肝火，并制山茱萸的温涩；茯苓淡渗脾湿，使山药补而不滞；熟附子、桂枝少量取"少火生气"之意。此阴中求阳之法。寄望火旺而土健，中焦运化复常，金得土助，从而间接治疗脾肺之症。或如诒按所云，加旋覆代赭汤降逆下气消痰，汤药荡涤，丸药缓图，上下两层，各奏其功，而互相呼应也。

案26　肝肾之气，上冲于肺

两寸浮大，关尺沉小，气上而不下，喘咳多痰。肝肾之气，上冲于肺。宜以肾气丸，补而下之。

肾气丸

诒按：此治本之法。

【赏析】

肝肾不足，虚火上冲，肺气不降，内生痰饮，故见气上而不下，咳嗽痰多。两寸浮大，关尺沉小亦为肺病肾虚之征。此病在下焦，故予肾气丸温肾化气祛饮。方中肾气丸降上冲之虚火，引火归元，使虚阳不亢。肺主气，司呼吸，为水之上源；肾主水，主纳气，统摄一身之水液代谢。肾实则肺以固，此为上病下取，治病必求于本也。

案27　下虚上实，痰热扰肺

下虚上实，当治其下，勿清其上，真气归元，痰热自降，宜以十味肾气丸主之。

十味肾气丸

诒按：识见卓老。

【赏析】

下虚上实，症见咳喘，咳痰，颧赤足冷，其标在肺，其本在肾，故治在下焦。尤氏有云"真气归元，痰热自降"。治以温肾化气，行水祛饮。方用十味肾气丸，源自《千金翼方·卷第十五·补益·补虚丸散第六》，即金匮肾气丸加白芍、玄参。方中金匮肾气丸温肾化气，引火归元；加白芍敛阴和营，玄参滋阴清热。固本之余，倘若兼治标则更为妥帖，可加川贝、竹沥之类清热化痰。痰消气顺，便多得一分生机。

失血门

案1 外感时邪，络热血溢

络热血溢，时气所触，非阴虚火浮之比。慎勿以滋腻治也。

荆芥 丹皮 茺蔚子 丹参 郁金 藕汁 细生地 小蓟

诒按：勘证用药，老眼无花。

【赏析】

时气所触，感受外邪，导致火热熏灼，迫血妄行而见出现衄血、咳血、吐血等。实火当清热泻火，虚火当滋阴降火。此处为实火，非虚火，故不宜滋腻之品。治以清热泻火，养阴止血。方中荆芥散风止血，《本草纲目》言其："散风热，清头目，利咽喉，消疮肿。治项强，目中黑花，及生疮，阴颓，吐血，衄血，下血，血痢，崩中，痔漏"；丹皮清热凉血止血；茺蔚子活血调经，清肝明目，朱丹溪言其"活血行气，有补阴之功"；丹参凉血活血，郁金行气解郁，凉血破瘀，《唐本草》谓其："主血积，下气，生肌，止血，破恶血，血淋，尿血，金疮"；生地清热生津，凉血止血，《本草纲目》载："地黄生则大寒，而凉血，血热者需用之"；小蓟凉血止血，祛瘀消肿；藕汁清热凉血。全方共奏清热滋阴，凉血止血之功。

案2　思虑劳心，怒气伤肝

吐血得劳与怒即发，脉小数微呛，病在肝心，得之思虑劳心，宜早图之，勿使延及肺家则吉。

阿胶　丹皮　牛膝　丹参　小蓟炭　三七　藕汁　童便

诒按：此治吐血之正法。能止血而无流瘀之弊，最为稳当。

再诊：前方去丹参、三七、藕汁、童便，加生地、白芍、茺蔚子。

又丸方：六味丸加阿胶、五味子、小蓟炭、莲须，水泛丸。

【赏析】

吐血之证多因嗜酒或嗜食辛辣刺激食物、郁怒忧思、劳欲体虚等。此案得之于过劳与恼怒之后。思虑劳心，过耗其真，此外，《素问·生气通天论》云："阳气者，烦劳则张"，过劳导致阳气亢盛于外，导致心火亢盛，神明不安，可见心烦、口干、夜寐欠安，甚至吐血等症；恼怒者，《素问·举痛论》云："怒则气上"，发怒导致肝气上逆或肝阳上亢，从而出现头痛头晕、面红目赤甚至呕血等症。此为内伤所致，七情过极之故。治宜清热泻火，凉血止血。阿胶补血止血，滋阴润肺；丹皮清热凉血，活血散瘀；牛膝活血通经，引火下行；丹参凉血活血；藕汁清热凉血；三七止血散血；小蓟炭凉血止血；童便滋阴降火，凉血散瘀，尤其擅治疗阴虚火升引起的咳嗽、吐血、鼻衄及产后血晕等。此方止血而不留瘀，为治疗吐血之正法。仲景于《金匮要略》中论及热盛吐衄用泻心汤，取火降则血亦止之意，尤氏此于降火之中参入散瘀之意，是更进一步，若无丰富的临床经验，断不至于此。二诊去散瘀之品，加入养阴之品扶正。其中生地清热滋阴，凉血止血；白芍敛阴和营柔肝；茺蔚子活血调经，清肝明目。而后予以丸药善后，六味地黄丸滋阴补肾；阿胶滋阴补血；五味子收敛固涩，益气生津，补肾宁心；小蓟炭凉血止血；莲须固肾涩精。以方测证，患者恐有遗精、口燥咽干、舌红苔少、脉细数等症，血虚之余，心火亢盛，心肾不交，扰动相火所致，故治以滋阴降火，涩精止血。以上诸案多治从清热泻火，凉血散瘀，与明代医家缪希雍在其《先醒斋医学广笔记》中提出的著名的治血三法，即"宜行血，不宜止血"、"宜降气，不宜降火"、"宜补肝，不宜伐肝"，自有不同，其不盲从前人，是为真知灼见也。

案3 肝旺气逆，瘀血内停

失血咳逆，心下痞满，暮则发厥，血色黯，大便黑，肝脉独大。此有瘀血，积留不去。勿治其气，宜和其血。

制大黄　白芍　桃仁　甘草　当归　丹皮　降香

诒按：此专治瘀积之法。

【赏析】

《三因极一病证方论·失血叙论》："血不得循经流注，荣养百脉，或泣或散，或下而亡反，或逆而上溢，乃有吐、衄、便、利、汗、痰诸证生焉。十种走失，无重于斯，随证别之，乃可施治。"此案失血咳逆，心下痞满，为气逆血溢，气机痞塞所致，暮则发厥，血色黯，大便黑，此为瘀血内停之征，肝脉独大，责之于肝旺气逆。本案病机为肝旺气逆，木火冲动，瘀血停留。故治以清热凉肝，活血止血。方中制大黄活血化瘀，其力缓和；白芍敛阴和营，柔肝缓急；桃仁活血祛瘀，为行血之缓药；降香行气活血；丹皮清热凉血，活血散瘀；当归补血活血；甘草调和诸药。气机痞塞源于血瘀，故治病当求于本，抓住病变关键，故尤氏于本案中特别提出"勿治其气，宜和其血"，此"治气"一言乃针对缪希雍治血三法中"降气"一说而言，本案治疗重心在于和血，即活血散瘀。

案4 正虚瘀留，血溢脉外

病后失血，色紫黑不鲜。此系病前所蓄，胸中尚满，知瘀犹未尽也，正气虽虚，未可骤补，宜顺而下之。

小蓟炭　赤芍　生地　犀角　郁金　丹皮　茺蔚子　童便

诒按：此必尚有郁热见证，故方中用犀角。既有留瘀未尽，可加醋炙大黄炭。

【赏析】

患者病后失血，色紫黑而不鲜亮，加之胸中尚满，此瘀血停留所致。久病之瘀多虚，不可骤然补虚，攻瘀宜缓缓图治，此去瘀生新也。治以清热凉血，活血化瘀。方用犀角地黄汤化裁。方中犀角苦咸寒，凉血清心而解毒；生地甘苦寒，凉血滋阴生津，既助犀角清热凉血，并能止血，又复已失之阴血；赤芍苦微寒与丹皮辛苦微寒相伍，清热凉血，活血散瘀；郁金活血止痛，行气解郁，清心凉血；小蓟炭凉血止血；童便滋阴降火，凉血散瘀；茺蔚子活血调经。此深得叶天士"入血就恐耗血动血，直须凉血散血"之意。方中犀角今不可用，改水牛角重用之。

案5　阴伤气逆，虚实夹杂

凡有瘀血之人，其阴已伤，其气必逆，兹吐血紫黑无多，而胸中满闷，瘀犹未尽也，而舌绛无苔，此阴之亏也，呕吐不已，则气之逆也。且头重足冷，有下虚上脱之虑。恶寒谵语，为阳弱气馁之征。此证补之不投，攻之不可，殊属棘手。

人参　茯苓　三七　吴萸　乌梅　牡蛎　川连　郁金

诒按：论病则层层俱透，用药亦步步着实，此为高手。

【赏析】

唐容川《血证论·卷五》指出："世谓血块为瘀，清血非瘀；黑色为瘀，鲜血非瘀。此论不确……既是离经之血，虽清血、鲜血，亦是瘀血。"瘀血为离经之血，本来源于正常血液，今化为病变之瘀血，则阴实已伤，阴不涵阳，阴伤阳亢，其气上逆，故见吐血。吐血紫黑无多，胸中满闷，瘀未尽去，而阻滞气机之故。舌绛无苔乃阴伤，呕吐不已是胃气上逆。头重足冷，恶寒谵语，为阴不足、阳亦虚的表现，有下虚上脱之可能。此攻补两难，但勉为一试，故治以温阳益气敛阴，行气活血散瘀。方中人参、茯苓健脾益气，生津养血；三七散瘀止血；吴茱萸暖肝温胃散寒；乌梅功善收敛，上能敛肺气，下能涩大肠，入胃又能生津；牡蛎潜阳补阴，收敛固涩；黄连降火燥湿，火降则气顺；郁金活血止痛，行气解郁，清心凉血。全方寒温并用，气血同调，消补兼施，考虑周匝。

案6　阴虚气逆，真气不纳

失血后，气从下逆上，足冷头热，病在下焦，真气不纳。

六味丸加五味、牛膝、牡蛎。

诒按：方亦妥当。若再进一层，可用金匮肾气法，以导火下行。

【赏析】

失血后，阴血已亏，阴不涵阳，阳气亢盛，气从下逆上，症见足冷头热，此肾中相火上冲，故治宜滋阴补肾，平降亢阳。方用六味地黄丸滋阴补肾，五味子敛肺滋肾，《本草新编》："盖五味子入肺、肾二经，生津止渴，强阴益阳，生气除热"，实即七味都气丸之意；牛膝活血通经，引火（血）下行；牡蛎敛阴潜阳。尤氏处方从滋阴补肾入手，佐以潜降收纳之品，自是平正妥当。

案7　下元不足，冲气犯肺

血去过多，气必上逆，肺被其冲，故作咳嗽。此非肺自病也，观其冲气甚则咳甚，冲气缓则咳缓，可以知矣。拟摄降法，先治冲气。

金匮肾气丸去肉桂，加牡蛎。

诒按：认证独的，法亦老当。

【赏析】

失血过多，阴血大伤，阴不涵阳，冲气上逆，肺受其扰而咳嗽。肺主金，肾主水，今子病及母，病之根源在肾。故治以温补肾阳，纳气降逆。此亦为治咳非独治肺也，有不治咳而咳自止之妙。方用金匮肾气丸化裁。金匮肾气丸去肉桂温肾纳气，加牡蛎敛阴潜阳。此处摄降冲气，似肉桂较之附子更胜一筹，或可加镇摄之品如磁石、五味子等，则更为合拍。

案8　肾阴不足，冲气犯肺

脉寸静尺动，屡经失血，觉气从下焦上冲则呛，劳动则气促不舒，此病不在肺而在肾，治嗽无益，宜滋肾阴。

熟地　天麻　牡蛎　茯苓　杞子　萸肉　五味子

诒按：病与上条相同。方中用天麻，不知何意？

【赏析】

屡经失血，阴血亏虚，阴不涵阳，气从下焦上冲则呛，劳动则气促不舒，虽发病在肺，但寸脉候上焦，尺脉候下焦，今寸静尺动，知病之根源在下。见咳治肺自是无益，当滋阴补肾，治在下焦。熟地补血养阴，填精益髓；牡蛎敛阴潜阳；茯苓健脾渗湿；山萸肉补益肝肾，收敛固涩；枸杞子滋肾润肺；五味子收敛固涩，益气生津，补肾宁心。本案病机与上案（金匮肾气丸去肉桂加牡蛎案）类似，均为冲气犯肺，但本案偏重于肾阴虚。方中用天麻不知何意，此处天麻恐为天冬之误，天冬养阴清热，润肺滋肾，自是相宜。

案9　心阴不足，心阳独亢

心脉独大，口干易汗，善怒血逆。此心阴不足，心阳独亢。宜犀角地黄汤。

犀角地黄汤加茅根、甘草、山栀。

诒按：方案均精简熨帖。

【赏析】

汗为心之液，心阴不足，心阳亢盛，故见心脉独大，口干易汗；怒则气上，血随气逆。心主血脉，又主神明，热入血分，一则热扰心神，致烦躁狂乱；二则邪热迫血妄行，使血不循经，溢出脉外而发生吐血、衄血、便血、尿血等，离经之血留阻体内又可出现发斑、蓄血。此际不清其热则血不宁，不散其血则瘀不去，不滋其阴则火不熄。故治以清热泻火，凉血散瘀。方用犀角地黄汤加味。犀角凉血清心而解热毒；生地凉血滋阴止血；赤芍与丹皮清热凉血，活血散瘀；白茅根清热凉血止血；栀子清热泻火；甘草调和诸药。全方清热凉血止血与活血散瘀并进，使心阳不亢而血逆自平，止血之余又无留瘀之弊。

案 10　暑热伤心，血溢脉外

痰中有血点散漫，此心病也。口干心热，当是伤暑，因暑喜归心故耳。

生地　茯神　扁豆　甘草　丹皮　竹茹　麦冬　藕汁

诒按：方法清灵可喜。

【赏析】

痰中带血，血中散漫，尤氏认为心火旺所致，结合口干心热，此心火旺源自伤暑。"暑喜归心"，此说源自陈无择，他认为暑伤五脏证各不同，但伤心居多，并云："夫暑，在天为热，在地为火，在人脏为心，故暑喜归心。"故治以清热滋阴，凉血止血。方中生地滋阴清热凉血；丹皮清热凉血，活血散瘀；麦冬、藕汁清热生津凉血；茯神宁心安神，健脾利水；扁豆健脾化湿；竹茹清热化痰；甘草调和诸药。全方甘淡凉润，用药轻灵，值得效法。

案 11　血虚气伤

葛可久论吐血治法，每于血止瘀消之后，用独参汤以益心定志。兹以阴药参之，虑其上升而助肺热也。

人参　沙参　生地　阿胶　牛膝　茯苓

诒按：此失血后服人参，一定之法。

【赏析】

此案当为血证之后补虚之用，尤氏参用葛可久之法，并加入养阴补血药。

葛可久治疗吐血于止血后用独参汤，注释中言："凡失血后，不免精神怯弱，神思散乱，前方虽有止血之功，而无补益之力，故有形之阴不能即复，而机微之气不当急固乎？顿使独参汤，不但脱血益气，亦且阳生阴长。"尤氏参用滋阴养血药，亦是考虑当时之人体质偏火热，用人参难免导致火炽，加入沙参、麦冬、生地等药方不会误事。治以益气滋阴，补血养血。方中人参益气生津；沙参、生地滋阴清热养血；阿胶养血补血；牛膝活血通经，引火（血）下行；茯苓健脾利湿。尤氏针对当时人群体质特点，参用前人经验并作调整，从实际出发，此因人制宜，方证相合，用药妥帖，自当奏效。

案12　劳伤失血，留瘀化热

劳伤失血，心下痛闷，不当作阴虚证治，但脉数咳嗽潮热，恐其渐入阴损一途耳。

生地　桃仁　楂炭　郁金　赤芍　制大黄　甘草　丹皮

诒按：此证如早服补涩，则留瘀化热，最易致损。须看其虚实兼到，绝不犯手。

【赏析】

劳伤失血，后致心下闷痛，此阴血亏虚，后有瘀滞，气机不通故，纯作阴虚火炽治疗，法以滋阴降火，则易于留瘀，导致阴损发生。今见脉数咳嗽潮热，病势若不能控制，则更难治疗。此为虚实夹杂之证，故治以攻补兼施之法，予清热凉血，活血化瘀。方中生地滋阴清热凉血；桃仁、制大黄活血化瘀；丹皮、赤芍清热凉血，活血散瘀；郁金活血止痛，行气解郁，清心凉血；山楂炭凉血止血；甘草调和诸药。全方虚实兼顾，强调化瘀，不囿于时医，实独具匠心也。

案13　肝逆肺郁，血溢脉外

阴不足而阳有余，肝善逆而肺多郁，脉数气喘，咳逆见血，胁痛，治宜滋降，更宜静养。不尔，恐其血逆不已也。

小生地　荆芥炭　白芍　童便　郁金　藕汁　小蓟炭

诒按：此亦气火上逆之证。可加牛膝、丹皮。

【赏析】

阴不足则不能涵阳，阳自有余而亢盛。肝失濡润，肝阳上亢，肝木侮金，肺失肃降而郁。气喘咳逆乃肺失肃降所致，胁痛为肝失疏泄，气机不畅导致，见血为气逆血溢之故，脉数乃火热为盛。故治以清热滋阴，降火止血。方中生地清热滋阴凉血；白芍敛阴和营柔肝；郁金活血止痛，行气解郁，清心凉血；藕汁清热生津凉血；童便滋阴降火，凉血散瘀；小蓟炭凉血止血；血见黑则止，荆芥炒炭，色黑主入血分，性主收敛，故以止血见长。全方清热降气，止血散瘀，火降则气顺。尤氏还强调要静养，亦是注重情志调摄之举，这也是在诊疗疾病当中非常重要的环节之一。

案14　瘀血内停，复感外邪

离经之血未净，而郁于内，寒热之邪交煽，而乱其气。是以腹满呕泄，寒热口燥，治当平其乱气，导其积血，元气虽虚，未可骤补也。

丹皮　楂炭　泽兰　赤芍　郁金　丹参　牛膝　小蓟

诒按：此证挟外感之邪，可加荆芥炭、黑稆豆衣。

【赏析】

此案为瘀血内停兼有外感之邪。瘀血之症，当根据其停留部位不同而有差异，如瘀阻于心，则胸闷、心痛，瘀阻于肺，则胸痛、气促，瘀阻于肝，则胁痛、并见癥积痞块，瘀阻胞宫，则痛经、经色紫暗有块，瘀阻肢体肌肤，则肿痛青紫等；而感受外邪，可见呕吐、腹满、泄泻、寒热交作、口燥等，此正邪交争而内有正虚表现之故。诚如尤氏所言，虽有正虚，但此时尚不适宜骤补，仍以清热凉血，活血祛瘀为法。所谓邪去正自复，邪不去则正不安。丹皮、赤芍清热凉血，活血散瘀；山楂炭凉血止血；郁金活血止痛，行气解郁，清心凉血；丹参活血散瘀止血；牛膝活血通经，引火（血）下行；小蓟凉血止血；泽兰活血化瘀，行水消肿。此外，针对外感证候，可依诒按加荆芥炭疏风止血，黑穞豆衣养血祛风。

案15　风寒久伏，伤肺成劳

久咳见血，音喑咽痛，乍有寒热，此风寒久伏，伤肺成劳。拟钱氏补肺法，声出则佳。

阿胶　杏仁　马兜铃　牛蒡　薏仁　贝母　糯米

又膏方：阿胶　贝母　甘草　橘红　杏仁　苏子　米糖　白蜜　姜汁紫菀　木通　梨汁　桔梗　牛膝　萝卜汁　茯苓

诒按：此正虚邪实之证，用药能两面兼顾，尚称稳适。

【赏析】

咳嗽日久见血，乃肺脏已伤，肺络受损，痰中带血，音喑咽痛为内有虚热，乍有寒热为风寒所致。尤氏将其辨为风寒久伏，伤肺成劳，治以养阴清热补肺，宁嗽化痰止血。予补肺阿胶汤化裁。方中阿胶滋阴补肺，养血止血；马兜铃清泻肺热，化痰宁嗽；牛蒡子宣肺清热，化痰利咽；杏仁宣降肺气，止咳平喘；苡仁健脾利水，清热排脓；贝母清热润肺，化痰止咳；糯米益脾胃。诸药合用，补肺阴，清肺热，降肺气，宁嗽血。此方燥者润之，金郁泻之，培土以生金，多法联用以取效。后以膏方善后。治以滋阴养血，化痰止咳，健脾燥湿。仍以补肺阿胶汤化裁。方中阿胶滋阴补肺，养血止血；贝母清热润肺，化痰止咳；橘红理气化痰；杏仁、苏子降气止嗽；桔梗开肺利咽；紫菀润肺下气，消痰止咳；牛膝引血下行，与桔梗相伍，一升一降，调畅气机；茯苓健脾利湿；米糖、白蜜润肺健脾；木通清热利尿，活血通脉；姜汁降逆止呕；梨汁润肺滋阴止咳；萝卜汁清热生津，凉血止血，化痰止咳；甘草调和诸药。以膏剂调理，攻补兼备，缓缓图之，以绝其病根。

虚损门

案 1 脾胃虚弱，肝阳上亢，热迫血络

虚损至食减形瘦，当以后天脾胃为要，异功散五六服，颇得加谷。今春半地气上升，肝木用事，热升心悸，汗出复咳，咳甚见血，肝阳上亢，络血遂沸。昨进和阳养阴之剂，得木火稍平，仍以前方加白芍，制肝安土。

生地　白芍　麦冬　阿胶　女贞子　甘草

诒按：方亦稳合。可加牡蛎、丹皮。

【赏析】

尤氏在《金匮翼》中云："虚劳，一曰虚损。盖积劳成虚，积虚成弱，积弱成损也。"一语概括了虚损的演变过程。此案患者因虚损而至纳食减少、形体消瘦的地步，故仍以补益脾胃为要。因脾胃为后天之本，气血生化之源，脾胃健运，则气血生化有源，则脏腑经络、五官九窍皆受其养。曾服异功散（人参、白术、茯苓、炙甘草、陈皮）健脾理气，则纳食有增，病稍缓和。适逢春季，万物复苏，肝令当道，肝木旺盛，阴虚阳盛，肝阳上亢，症见心悸、汗出、咳嗽、咳血等，此皆肝旺之过也。先进和阳养阴之剂，即生地、麦冬、阿胶、女贞子、甘草滋水涵木，平肝抑阳。药后木火稍平，遂加白芍敛阴和营，柔肝缓急，制肝安土，使得肝木不过分克伐脾土，脾之运化功能能正常运作。若从平抑肝阳而言，似嫌力弱，可仿诒按加牡蛎、丹皮泻热平肝潜阳，则更为妥帖。

案 2 邪伏血郁，阳陷于阴

罗氏论虚劳之证，多因邪伏血郁而得，不独阴亏一端也。临晚寒热，时减时增，其为阳陷入阴可知。滋肾生肝，最为合法，略加损益，不必更张也。

熟地　白芍　茯苓　丹皮　山药　柴胡　炙草　鳖甲

诒按：于养阴中，加柴胡以达邪，佐鳖甲以搜阴。虚实兼到，极为灵巧。然既云邪伏血郁，似宜加当归。

再诊：热渐减，头中时痛，脉数不退，喉中痰滞不清。

青蒿　丹皮　熟地　鳖甲　炙草　牛膝　茯苓　小麦

诒按：似当兼清痰滞。两方中熟地，不如改用生地为稳。

三诊：体虽不热，脉仍细数，宜养阴气。

六味丸去萸肉、泽泻，加白芍、牛膝、青蒿、鳖甲。

【赏析】

本案患者每到夜晚寒热交作，时轻时重，尤氏是谓阳陷于阴，究其缘由乃邪伏血分，郁而不解，继而造成营气流行受阻，不能濡养周身，百脉失养，形乃大伤。治以滋水涵木，疏肝达郁。方用六味地黄丸合四逆散化裁。方中熟地滋水涵木；茯苓、山药健脾益气；白芍柔肝和营；柴胡疏肝达郁；丹皮清热凉血，活血散郁；鳖甲滋阴潜阳，软坚散结；炙甘草调和诸药。二诊发热渐减，头中时痛，脉数，喉中痰滞不清，乃邪热未尽，脾虚痰阻。治以清热滋阴透邪，方以青蒿鳖甲汤化裁。方中鳖甲直入阴分，咸寒滋阴，以退虚热，青蒿芳香清热透毒，引邪外出，二药合用，透热而不伤阴，养阴而不恋邪；丹皮凉血透热，助青蒿以透泄阴分之伏热；熟地滋阴养血，牛膝清热活血通经，并引血下行；茯苓健脾渗湿；浮小麦除虚热，止汗；炙甘草调和诸药。然患者见喉中痰滞不清，惟恐熟地性温滋腻，有碍脾之运化，助生痰湿，可遵诒按以生地易熟地，一是滋水涵木之力佳，二是无熟地之滋腻而助痰湿。三诊诸症渐平，脉仍细数，此阴虚正气不足也，需养阴清热，方用六味地黄丸化裁。方中熟地滋阴养血；茯苓、山药健脾益气；白芍敛阴和营柔肝；牛膝清热活血通经，并引血下行；青蒿、鳖甲、丹皮滋阴清热透邪，防止"炉烟虽熄，灰中有火"。

案3　肾病及肺，脾虚失运

面黧形瘦，脉虚而数，咳嗽气促，腰膝无力，大便时溏，此先后天俱虚，虑其延成虚损，清润治肺之品，能戕中气，勿更投也。

紫河车　熟地　山药　萸肉　五味子　丹皮　茯苓　杜仲　泽泻　牛膝

加蜜丸每服五钱

诒按：案语得治虚要旨，方亦精当。

【赏析】

面色黧黑，腰膝无力，咳嗽气促，此肾阳虚衰，肾不纳气，水亏而金亦不足，子病及母；形体消瘦，大便时溏乃脾虚失运；脉虚而数，此为正虚之象，合而为脾肾两虚，先后天不足。治以补益脾肾，方用都气丸加味。方中六味地黄丸滋阴补肾，补益肝脾；紫河车味甘咸，性温，能补气养血益精，《本经逢原》谓紫河车"禀受精血结孕之余液，得母之气血居多，故能峻补营血，用以治骨蒸羸瘦，喘嗽虚劳之疾，是补之以味也"。正如《素问·阴阳应象大论》所言："形不足者，温之以气；精不足者，补之以味。"五味子敛肺滋肾，生津涩精。杜仲补肝肾、壮腰膝、强筋骨；牛膝补肝肾，强筋骨，活血通经，引血下行。案中言清润治肺之品有碍脾胃，不宜使用，实方中之熟地亦属滋腻之品，或易生地，或加砂仁，以不碍脾胃之运化。

案4　肺肾阴虚，络脉空虚

络脉空隙，气必游行作痛，最虑春末夏初，地中阳气上升，血随气溢，趁此绸缪，当填精益髓。盖阴虚咳嗽，是他脏累及于肺，若治以清凉，不独病不去而胃伤食减，立成虚损，难为力矣。

熟地　金樱子膏　鹿角霜　五味子　湘莲子　萸肉　山药　茯苓　海参
（漂净熬膏）

上为细末即以二膏捣丸。

诒按：此必有遗精、腰酸等症，故用药亦不重在咳嗽也。

【赏析】

本案患者周身游走疼痛，乃络脉空虚，不荣则痛之故。春末夏初，季节交替，外界阳气上升，天人相应，人体之阳气亦上升，血随气溢，此时当填精益髓。症见咳嗽，遗精、腰膝酸软，五心烦热，口干咽燥，脉细数等。此肾阴不足，累及肺阴，而见肺肾两虚。正如《素问·咳论》所云："五脏六腑皆令人咳，非独肺也。"治以补肾健脾，滋阴潜阳。方用六味地黄丸化裁。方中六味地黄丸滋肾养阴，鹿角霜味咸，性温，归肝、肾经，温肾助阳；莲子健脾涩精；金樱子固精止遗；海参补元气，滋益五脏六腑。此不治咳而达到止咳之目的。尤氏特别指出若治咳而用凉润之品，则胃伤食减，脾胃一伤，气血生化乏源，则虚损成矣。纵观尤氏治疗虚损诸案，即便患者有便溏、妨食，仍喜用熟地。此受张景岳之影响，张氏认为熟地为补脾胃之药，故用之。

汗病门

案1　肝阳有余，胃阴不足

汗出偏沮，脉来不柔，时自歇止。知肝阳有余，而胃阴不足，于是稠痰浊火，扰动于中，壅滞于外。目前虽尚安和，然古人治未病，不治已病。知者见微知著，须加意调摄为当。

人参　川石斛　麦冬　南枣　制半夏　丹皮　茯苓　炙草　小麦

诒按：此想系左半有汗，右半无汗之证。细绎案语，是防其将患偏痱之意。

【赏析】

患者半身汗出，脉不柔顺，常常有歇止。尤氏认为此是肝阳有余，胃阴不足，是为稠痰浊火，扰动于中，壅滞于外所致，而未至眩晕，头目胀痛，面红目赤，口干口苦等肝阳上亢的程度，更未至《素问·生气通天论》所云："汗出偏沮，使人偏枯"的地步。《素问·四气调神大论》有云："是故圣人不治已病治未病，不治已乱治未乱，此之谓也。夫病已成而后药之，乱已成而后治之，譬犹渴而穿井，斗而铸锥，不亦晚乎"。故治病当见微知著，防微杜渐，见到发病之端倪，便当及时治疗。故治以滋阴益气，平肝养胃。方用麦门冬汤化裁。方中人参益气养阴；石斛、麦冬滋阴养胃；制半夏燥湿化痰；丹皮清热凉血平肝；茯苓健脾渗湿；小麦除虚热止汗；南枣滋肾养肝；补脾养胃；炙甘草调和诸药。该方润燥结合，甘润药中少佐辛燥之品，使得胃阴得复，肝阳得平。

案2 心肾阴虚，心阳易动，肾气不固

心阴不足，心阳易动，则汗多善惊；肾阴不足，肾气不固，则无梦而泄。以汗为心液，而精藏于肾故也。

生地　茯神　甘草　麦冬　川连　柏子仁　元参　小麦　大枣

诒按：案语心肾并重，方药似专重于心。再加五味子、牡蛎、沙苑等摄肾之品，则周匝矣。

【赏析】

心为君主之官，主神明，在液为汗。今心阴不足，心阳易动而阳亢，故见汗多而善惊。肾主水，为先天之本，主藏精。今肾阴不足，肾气不固，精关易启而见无梦而精出。此当为心肾阴虚，当从心肾入手，滋阴清热，养心固肾。治以增液汤合甘麦大枣汤化裁。方中增液汤养阴增液，生地甘苦而寒，清热养阴，壮水生津；玄参苦咸而凉，滋阴润燥，壮水制火；麦冬养阴清心；甘麦大枣汤养心安神；茯神、柏子仁养心安神；黄连清心火。本案心肾俱病，尤氏偏重于治心，治肾之力稍显不足，可遵诒按加补肾固涩之品，则更为周全。

诸郁门

案1 肺胃气逆，气郁不畅

中年脘闷，多嗳多咳，此气郁不解也。纳谷已减，未可破泄耗气，宜从胸痹例，微通上焦之阳。

薤白　瓜蒌　半夏　桂枝　茯苓　姜汁

诒按：方法轻灵。

【赏析】

患者胃脘痞闷，嗳气多，咳嗽多，此肺胃气逆，气郁不畅也。患者纳食欠佳，脾胃已虚，不可妄用破泄耗气之品，冀从上焦入手，微通上焦阳气，肺气得通，胃气因此而降，此治胃之变通法。治宜行气解郁，通阳散结，祛痰宽胸。方用瓜蒌薤白半夏汤化裁。方中瓜蒌苦寒滑利，豁痰下气，宽畅胸膈；薤白辛温，通阳散结；半夏燥湿化痰，降逆止嗳；桂枝辛温通阳化气；茯苓健脾渗湿；姜汁降逆止呕，《食疗本草》谓其"止逆，散烦闷，开胃气"。尤氏取法仲景，兼取唐宋方意，区别于常规治疗气郁之法，别开生面，另有一番天地。

案2　痰气交阻于喉

郁气凝聚喉间，吞不下，吐不出，梅核气之渐也。

半夏　厚朴　茯苓　苏梗　旋覆花　橘红　枇杷叶　姜汁

诒按：此于《金匮》成方中，加旋覆、杷叶，最有巧思。

【赏析】

患者自觉喉中不适，吞之不下，吐之不出，此梅核气也。梅核气多指咽喉中有异常感觉，如痰黏感、蚁行感、灼热感、梗阻感、异物感等，但不影响进食，此外尚可见到胸胁胀满、纳呆、困倦、消瘦等，女性可见月经不调，舌苔薄白或微腻，脉弦等。此病发生、发作与情绪异常有密切关系，如精神压力大、心情抑郁等。此病症状描述最早见于《金匮要略·妇人杂病脉证并治》篇中，书中言："妇人咽中如有炙脔，半夏厚朴汤主之"。究其病机，多是情志不遂，气机不畅，痰气交阻上逆于咽喉所致。故治宜辛开苦降，解郁化痰。方用半夏厚朴汤化裁。方中半夏、厚朴辛开苦降，散结下气；苏梗宽中理气；茯苓健脾渗湿；姜汁散结降逆止呕；橘红消痰利气，宽中散结；旋覆花下气消痰；枇杷叶降逆止呕，《本草纲目》云："枇杷叶，治肺胃之病，大都取其下气之功耳。气下则火降痰顺，而逆者不逆，呕者不呕，渴者不渴，咳者不咳矣"。痰随气而升降，气壅则痰聚，气顺则痰消，方中旋覆花、枇杷叶能降肺、胃、肝之气逆，兼能化痰，可见尤氏选药极具心思。

案3　肝郁气滞

寒热无期，中脘少腹遽痛，此肝脏之郁也，郁极则发为寒热，头不痛，非外感也。以加味逍遥散主之。

加味逍遥散

诒按：此木郁达之之法。

【赏析】

患者发热恶寒无定期，中脘及少腹突然疼痛。此寒热首先与外感病辨，因外感病发热恶寒之余多见头痛，仲景太阳病提纲："太阳之为病，脉浮，头项强痛而恶寒"，现其头不痛，故多不是外感，而是气郁之极导致营卫失调而发为寒热。中脘突然疼痛乃气郁不舒，不通则痛所致，少腹为肝经循行部位，肝主疏泄，疏泄失常，经气不利则发为疼痛。以方测证，可见潮热，烦躁易怒，自汗盗汗，怔忡不宁，颊赤口干，妇人月经不调，小便涩痛，大便不爽，舌红苔薄黄，脉弦虚数等。治宜疏肝清热，解郁和营。方用加味逍遥散。加味逍遥散出自《内科摘要》，又名八味逍遥散。方中柴胡疏肝解郁；当归、白芍养血柔肝；白术、茯苓健脾祛湿，使运化有权，气血有源；炙甘草益气补中，缓肝之急；丹皮以清血中之伏火；炒山栀善清肝热，并导热下行。此所谓《素问·六元正纪大论》五郁治法之"木郁达之"，又称抑者散之，元代医家朱丹溪更是发展了郁证理论，创立越鞠丸、六郁汤等为代表方，拓展了其应用范围。

案4　病起少阳，郁入厥阴，逆攻阳明

病从少阳，郁入厥阴，复从厥阴，逆攻阳明，寒热往来、色青、巅顶及

少腹痛，此其候也。泄厥阴之实，顾阳明之虚，此其治也。

人参　柴胡　川连　陈皮　半夏　黄芩　吴萸　茯苓　甘草

诒按：此从左金、逍遥化裁而出。若再合金铃子散，似更周到。

【赏析】

病起于少阳，后邪从少阳入厥阴，此表里传，今又逆攻阳明。寒热往来为正邪分争，互有胜负；青为肝之主色，色青一为病属肝，一为疼痛所致；巅顶、少腹为厥阴肝经循行部位，经脉不利，经气不通则发为疼痛。此外尚可见呕逆，纳呆，口淡无味，小便清，大便溏薄，舌苔白，脉弦等。治以温中健脾，散寒止痛，降逆止呕。方以左金丸合逍遥散化裁。方中人参、茯苓、甘草健脾益气；柴胡、黄芩和解枢机；陈皮、半夏燥湿降逆；吴茱萸温胃降逆；黄连燥湿清热。此方寒热并用，辛开苦降，攻补兼施。可遵诒按加金铃子散行气活血止痛，针对巅顶及少腹痛。

案5　血郁络脉不通

此血郁也，得之情志，其来有渐，其去亦不易也。

旋覆花　薤白　郁金　桃仁　代赭石　红花

诒按：此必因血郁，而络气不通，有胸膈板痛等见证，故立方如此。

【赏析】

《丹溪心法》云："血郁者，四肢无力，能食便红，脉沉。"《杂病源流犀烛·诸郁源流》亦云："胸胁间常如针刺痛，或能食，小便淋，大便红，脉沉芤而涩，是血郁。"此案得之于情志，病程日久，逐渐加重，故尤氏云："其去亦不易也。"治以辛润通络，行气止痛。方中旋覆花苦辛咸温，善通肝络而散结降气；薤白辛苦温，通阳散结，行气导滞；代赭石苦甘平，平肝镇逆，凉血止血；桃仁苦甘平，有小毒，破血行瘀；红花辛温，活血通经，散瘀止痛；郁金辛苦寒，活血止痛，行气解郁。血郁为络病，"络以辛为泄"，多以辛润通络为法治疗，入络之轻者用旋覆花、茜草、当归、川芎之类，入络之重者用水蛭、虻虫、全蝎、蜈蚣之类，此仲景之发端，天士之发展完善也。

呕哕门

案1　胃虚气热

胃虚气热，干呕不便。

橘皮竹茹汤加芦根、粳米。

再诊：呕止热退。

石斛　茯苓　半夏　广皮　麦冬　粳米　芦根　枇杷叶

三诊：大便不通。

生首乌　玄明粉　枳壳

四诊：大便通，脉和。惟宜滋养。

石斛　归身　秦艽　白芍　丹皮　炙草　茯苓　广皮

诒按：迭用四方，运意灵巧，自能与病机宛转相赴。

【赏析】

患者胃虚气热，见到干呕、不大便，除此之外尚可见虚烦不安、少气口干、不欲多饮，手足心热，苔薄黄或苔少，脉虚数等症。治以补虚清热，和胃降逆。方用橘皮竹茹汤加味。方中橘皮、生姜理气和胃，降逆止呕；竹茹清胃止呕；芦根清热生津，除烦止呕；人参、甘草、大枣、粳米安中补虚。二诊呕止热退，恐余邪未尽，正虚未复，治以清热生津，理气和胃。方中石斛、麦冬、芦根清热生津养胃；茯苓健脾渗湿；半夏燥湿降逆；陈皮理气和胃；粳米益脾胃，除烦渴；枇杷叶降逆止呕，此润燥结合，补而不腻，实取麦门冬汤之意，并深合胃腑"喜润恶燥，主降"之禀性。三诊患者出现大便不通，此卒病也，当急则治其标。因患者本有正虚，不宜峻下。故治以润燥通便。方用生首乌润肠通便；玄明粉润燥软坚，通便导滞；枳壳行气除胀。四诊患者大便已通，卒病已去，脉和，当治其痼疾，滋养其胃虚也。治以养阴和营，清热化湿。法中石斛滋阴养胃；当归、白芍养血和营；茯苓健脾利湿；陈皮理气和胃；秦艽清热祛湿，《本草纲目》云其"手足不遂，黄疸，烦渴之病须之，取其去阳明之湿热也。阳明有湿，则身体酸疼烦热，有热则日晡潮热骨蒸"；丹皮清热凉血，张元素谓其"入手厥阴、足少阴，治无汗骨蒸"。以方测证，患者可见肠中余热未尽，故用秦艽、丹皮等清之。

案2　中气大伤，胃气上逆

下既不通，势必上逆而为呕，所谓幽门之气，上冲吸门是也，治法自当疗下。但脉小目陷，中气大伤，宜先安中止呕，呕定再商。

人参　茯苓　刺蒺藜　竹茹　半夏　广皮　芦根　石斛

诒按：似当兼通幽门，乃能止呕，拟加生枳实。

【赏析】

胃以通降为顺，今胃气不降，势必上逆而呕。又见脉小目陷，此中气大伤之状。故急则治其标，先治以安中止呕，兼以扶正；而后再以扶正为主。方以大半夏汤合温胆汤化裁。大半夏汤出自《金匮要略》，仲景用于治疗胃反呕吐，症见朝食暮吐，暮食朝吐，宿谷不化等。方中人参益气养阴；芦根、石斛清热滋阴养胃；白蒺藜疏肝解郁；竹茹清热止呕；半夏降逆止呕；陈皮理气和胃。急则治其标，缓则治其本。平复胃气为第一要务，胃降气顺，正不再伤，病情得以缓和，即为成功。此治标之法，待呕逆得止，再做进一步诊治。

案3　土虚木乘，肝气犯胃

痛呕之余，脉当和缓，而反搏大，头运欲呕，胸满不食，神倦欲卧，虑其土隤木张，渐致痉厥，法当安胃清肝，亦古人先事预防之意。

半夏　茯苓　广皮　白风米　钩藤　竹茹　枇杷叶　鲜佛手

诒按：议论极是，但恐药力不足以济之，然方却清稳。所谓清肝者，只不过钩藤、竹茹而已，拟再加木瓜、白芍，较似有力。

【赏析】

患者呕吐之后,脉当和缓,今见搏大,又见头晕欲呕,胸满不欲饮食,神疲乏力欲卧,尤氏考虑为土隤木张(土虚木乘),逐渐发展为痉厥。完吐之下,脾胃乃伤,脾失健运,内生痰饮。痰饮上犯清窍则头晕,痰饮阻胃,胃失和降则欲呕,痰饮阻滞气机则见胸闷,脾失健运,气血生化乏源则不食,并见神倦欲卧,并逐步发展成痉厥(肢体抽搐,神志不清,一般以筋脉拘急,四肢抽搐,甚则角弓反张为痉,或称动风;神志不清、四肢厥冷者为厥,二者常可并见,故合称痉厥)。治当安胃清肝,此治未病也,防止其发展成痉厥。方以温胆汤化裁。方中半夏燥湿化痰;茯苓健脾渗湿;陈皮理气和胃;竹茹清热化痰;白凤米清气分热,通营卫;钩藤平肝熄风;枇杷叶降逆止呕;鲜佛手疏肝和胃。全方共奏健脾燥湿,化痰和胃,清肝降逆之功。

案4　肝旺乘胃侮肺

病从肝起,继乃及胃,兹又及于肺矣,然当以胃气为要。久病之体,必得安谷不呕,始可图功。

石斛　芦根　茯苓　麦冬　广皮　木瓜　枇杷叶　粳米

诒按:叙病简要清澈,非绩学者不能。方亦中窾。

【赏析】

患者病自肝起,其病日久,肝旺乘胃,后又侮肺,临床可见胃脘不适,呕吐,不欲饮食,咳嗽阵作,咯痰不爽,胸胁作胀,喜太息,舌苔薄白或白腻,脉弦等。病久之人,以顾护胃气为要,胃气一败,则病难治矣。故先治以滋阴养胃,和胃降逆。此培土(健胃)以制木,并辅以佐金(润肺)平木,充分利用五脏之间五行生克关系。方中石斛、麦冬、芦根滋养肺胃;茯苓健脾渗湿;陈皮理气和胃;木瓜和胃化湿;枇杷叶降肺胃之气,既可降肺止咳,又可降逆止呕;粳米补中养胃。此不从肝治而达治肝之目的,非远见卓识之人不可为之。

案5 胆胃不和，胃虚气逆

胃有火邪，故呕而不食，胆有热邪，故合目自汗。

橘皮竹茹汤加石斛。

诒按：山栀必不可少，以其专清胆热故也；川连亦在应用之列。

再诊：前方去石斛，加木瓜。

【赏析】

患者胃中有火，气逆上冲，故见呕而不能食，足少阳胆经起于目外眦，胆腑有热，循经上扰，心气不任少阳之疏泄，则见合目自汗。治以补虚清热，和胃降逆。方用橘皮竹茹汤加石斛。方中橘皮、生姜理气和胃，降逆止呕；竹茹清胃止呕；石斛清热生津；人参、甘草、大枣安中补虚。其中橘皮配竹茹，一寒一温，下其上逆之气。此方清胆热力量不足，可加栀子、黄连清热。二诊患者当有呕恶，其声低微，虚烦不安，少气口干，不欲多饮，纳食欠佳，舌苔薄黄或苔少，脉虚数等，故仍治以补虚清热，和胃降逆，兼以化湿。仍用橘皮竹茹汤化裁。橘皮竹茹汤清热补虚，和胃降逆，加木瓜化湿和胃消食。

案6 痰火内动，心胃阴气不足

嘈杂得食则已。此痰火内动，心胃阴气不足。

生地　山栀　半夏　麦冬　茯苓　丹皮　竹茹　炙草

诒按：阴虚而挟痰者，用药最难恰好。方中可加石斛、广皮。

【赏析】

胃中嘈杂，自觉空虚难耐，烦杂不适，进食后症状得以缓解。尤氏诊断其为痰火内动，心胃阴气不足，则还可见到口渴，口淡无味，心悸，纳谷不香，食后脘胀，全身倦息无力，头昏，舌淡黄，脉虚数等。此阴虚而挟痰火，是为复杂病机，兼顾治疗较难。故治以清热和中，滋阴化痰。方用增液汤合温胆汤化裁。方中生地、麦冬滋阴养心益胃；栀子、丹皮清热泻火；半夏燥湿化痰；竹茹清热化痰；茯苓健脾渗湿；炙甘草调和诸药。全方润燥相济，消补兼施，是为对症之方。

案7 痰气阻逆咽嗌

痰气阻逆咽嗌，时自呕恶。此证利在清降，失治则成噎膈。

半夏 枇杷叶 旋覆花 竹茹 茯苓 麦冬 橘红 郁金 生姜

诒按：用药灵动。

【赏析】

痰气交阻，气不下行，郁于咽嗌，则见时时呕恶，此外尚可见目眩，心悸，苔白腻，脉滑等。六腑以通降为顺，故宜清降。治宜燥湿化痰，降逆止呕。方用小半夏加茯苓汤加味。方中半夏、枇杷叶降逆止呕，燥湿化痰；旋覆花下气消痰；竹茹清热化痰，止呕除烦；茯苓健脾渗湿；麦冬滋阴养胃；橘红理气和胃；郁金行气解郁；生姜和胃降逆。尤氏并言，如失治则会形成噎膈，而见食物吞咽受阻，或食入即吐的表现。如发展至噎膈，是为难治。当见微知著，防微杜渐，阻断疾病于未盛之时。

案8 气郁痰凝

气郁痰凝，阻隔胃脘，食入则噎，脉涩，难治。

旋覆花 代赭石 橘红 半夏 当归 川贝 郁金 枇杷叶

诒按：旋覆代赭为噎膈正方。食入则噎，肺气先郁，故加郁、贝、枇杷叶，惟脉涩者正虚，可加人参。

【赏析】

气行则津行，气郁则痰凝。痰气交阻胃脘，进食则噎。肺主宣发肃降，其气以清降为顺；胃主腐熟水谷，其气以通降为和。肺与胃两者气机同主降，二者相互协助，对调畅全身气机有十分重要的作用，在生理病理上有密切联系。今胃中痰气交阻，而致肺气先郁。《素问·六元正纪大论》："木郁达之，火郁发之，土郁夺之，金郁泄之，水郁折之。"故在降逆消痰之余，降肺理气。方用旋覆代赭汤化裁。方中旋覆花下气消痰，降逆止噫；代赭石质重而沉降，善镇冲逆；半夏祛痰散结，降逆和胃；橘红理气和胃；当归活血补血；川贝清热润肺化痰；郁金行气解郁，凉血破瘀；枇杷叶清肺止咳，降逆止呕。徐灵胎指出："……噎膈之证，必有瘀血顽痰逆气，阻膈胃气。"故治宜降气化痰活血。尤氏治疗本案亦深合其病机。脉涩为正虚或气血运行不畅，从尤氏用药观之此案多为气血运行不畅，若如诒按所云正虚则当加扶正之品，方为妥帖。旋覆代赭汤为治疗噎膈之正方。古人治疗此病多从滋润、化痰、祛瘀入手。《医学心悟》治疗本病用启膈散，功能润燥解郁，化痰降逆，组成为沙参，丹参，茯苓，川贝母（去心），郁金，砂仁壳，荷叶蒂，杵头糠。两者处方立法有异曲同工之妙。

案9　中气大衰，升降失度

脉疾徐不常，食格不下。中气大衰，升降失度。

旋覆花　代赭石　麦冬　茯苓　半夏　广皮　人参　枇杷叶

诒按：此因中气大伤，故用参、麦。

【赏析】

脉失调和，疾徐不常，并见饮食不下，责之中气大衰，脾胃气机升降失和。"六腑以通为用"，胃居高位，每当宜降。通降胃气诚如李东垣所言"引胃气以治其本，加堵塞之药以治其标"。胃中有邪当分外干内伤，明寒热虚实不同。胃受邪扰，胃气失降，应"伏其所主，先其所因"而通之。若见胃中虚寒宜温中降逆；痰饮阻于胃脘宜温化降逆；少气耗津宜益气生津降逆。本案除痰气交阻外，更有正虚一层，故治以降逆化痰，益气和胃。方用旋覆代赭汤化裁。方中旋覆花下气消痰，降逆止噫；代赭石质重而沉降，善镇冲逆；半夏祛痰散结，降逆和胃；陈皮理气和胃；茯苓健脾渗湿；人参、麦冬益气养阴；枇杷叶降逆止呕。全方消补兼施，实为中的之方。

案 10　胃虚肝乘，胃失腐熟，胃气上逆

朝食暮吐，肝胃克贼，病属反胃。

旋覆花　代赭石　茯苓　半夏　吴萸　生姜　粳米　人参　枇杷叶

诒按：此专治吐，故加姜、萸。

【赏析】

反胃一证，乃饮食入胃，在胃中停而不化，终至吐出的表现，包括食已则吐、暮食朝吐、朝食暮吐等。《金匮要略》一书记载反胃的临床特征是"朝食暮吐，暮食朝吐，宿谷不化"；唐代王冰在《素问》注文中认为此病的病机是无火，使脾胃无以腐熟水谷；《丹溪心法》认为反胃的病机为血虚、气虚、有热、有痰。此处尤氏辨证为肝胃克贼，此胃虚肝乘所致，临床可见脘腹胀满，食后尤甚，上腹或有积块，朝食暮吐，暮食朝吐，吐出宿食不化，或为痰涎水饮，眩晕，心悸，苔白滑，脉滑数。治宜暖肝温胃，降气涤痰，和胃降逆。方用旋覆代赭汤合吴茱萸汤化裁。方中旋覆代赭汤降逆化痰，益气和胃，去甘草之甘缓，不利气机之畅通；吴茱萸暖肝温胃降逆；茯苓健脾渗湿；人参、粳米益气和中；枇杷叶降逆止呕。此为治疗虚寒呕吐之专方，熔降气化痰、温胃补中为一炉，虚实兼顾，是为治反胃之一法。

案 11　痰饮阻胃，胃气上逆

谷之不入，非胃之不纳，有痰饮以阻之耳。是当以下气降痰为法，代赭之用，先得我心矣。

旋覆代赭汤

诒按：识既老当，笔亦爽健。

【赏析】

饮食不进，非胃纳不受一途，尚有痰饮阻胃，气机不畅，痰气交阻而发为噎膈。故治以下气降痰，方用旋覆代赭汤。方中旋覆花下气消痰，降逆止

嗳；代赭石质重而沉降，善镇冲逆；半夏祛痰散结，降逆和胃；生姜一为和胃降逆以增止呕之效，二为宣散水气以助祛痰之功，三可制约代赭石的寒凉之性，使其镇降气逆而不伐胃；人参、炙甘草、大枣益脾胃，补气虚，扶助已伤之中气。方中代赭石当重用以下气，尤氏特书"代赭之用，先得我心矣"，后世医家张锡纯亦明言旋覆代赭汤当重用代赭石，其效乃佳。

案12　痰凝气滞，中焦失运

因气生痰，痰凝气滞，而中焦之道路塞矣。由是饮食不得下行，津液不得四布，不饥不食，口燥便坚，心悸头运，经两月不愈，以法通调中气，庶无噎膈腹满之虑。

旋覆代赭汤加石菖蒲、枳实、陈皮。

诒按：论病则源流俱彻，用药则标本兼到，细腻熨帖，传作何疑。

【赏析】

《素问·举痛论》云"百病生于气"，张介宾在《类经·疾病类》亦云："气之在人，和则为正气，不和则为邪气。凡表里虚实，逆顺缓急，无不因气而生，故百病皆生于气。"气行则津行，气停则津停，从而聚湿生痰，痰凝又会导致气滞，从而影响气机的运行。脾胃为气机升降之枢纽，脾升胃降，升降相因，气机调矣。现"痰凝气滞"，故云"中焦之道路塞矣"。不饥不食，口燥便坚，易误为阴虚而用滋阴药，而心悸头晕又易误为气血亏虚而用补气养血药。尤氏断为气郁痰凝，实为眼光老道，乃病机关键之所在。不饥不食，乃痰凝气滞，脾胃失去运化之职。口燥便坚，心悸头运，亦为痰凝气滞，脾气不能散精，水津不得四布所致。病经两月未愈，其方用旋覆代赭汤加味，以方测证，病人自非气血亏虚之证，形体必不萎，脉象亦不虚。故治以下气化痰，宽胸理气。方用旋覆代赭者汤化裁。方中旋覆代赭汤和胃降逆，化痰下气；枳实破气除满；石菖蒲燥湿化痰；陈皮理气和胃。管中一窥，叙证寥寥，直指症结，观其善用仲景学说，临证化裁，独具匠心。

案 13　中气叠伤，中焦失运，胃肾同病

中气叠伤，不能健运，朝食暮吐，完谷不腐。诊得脉虚色黑，腰脚少力，知不独胃病，肾亦病矣，此岂细故哉。

人参　附子　川椒　茯苓　益智仁

再诊：前方去川椒、益智，加川连、肉桂。

诒按：完谷不腐，色黑腰软，肾伤之征也，改方加桂、连，是交济法。

【赏析】

胃为戊土，属阳，主腐熟水谷，为水谷之海，性喜润恶燥，其用以通降为和。今中气屡伤，腐熟无权，故见朝食暮吐，饮食物不能消化。黑为水色，肾为水脏，面色黑为肾病之象，腰脚少力，脉虚为正虚之象。此胃肾同病也。肾精的滋养必须依赖于后天中焦的运化，今健运失职，生化乏源，则累及于肾。治以温胃暖肾，方用参附汤加味。方中人参大补元气，益气养阴；附子、川椒温阳散寒，使釜中有火；茯苓健脾渗湿；益智仁温肾暖脾，开胃摄痰。二诊于前方当中去川椒、益智仁加川连、肉桂以交通上下。在暖肾益胃之余，用交济法。"肾为胃之关，"阳明胃土需肾阳之温煦。胃之腐熟无权而见完谷不腐，色黑腰软，是为火不煖土。今用交济法，取肉桂补元阳、暖脾胃之余，佐以黄连清热泻火，使温不过燥，阳不上亢，有上下交通、水火既济之功。

下卷

伏气门

案1 伏温灼阴，内风欲动

肝阴素亏，温邪扰之，发为痉病，神昏龂齿，瘈疭不定。法当滋养肝阴，以荣筋脉，清涤痰热，以安神明者也。若能应手，尚可无虑。

羚羊角　茯神　钩藤　贝母　阿胶　鲜菖蒲　竹沥

诒按：此证若表邪未解，当去阿胶，加小生地或鲜生地。

又按：此系伏气发温之证，与外感风温有内外之别。此证邪由少阴外发，溃入厥阴，故见证如此。羚羊角、钩藤熄风清热，皆治标之品也。若图其本，当从阴分托邪，俾得外达三阳，再与随经清泄，乃奏全功。病原治法，详载《温热逢源》中，兹不赘述。

【赏析】

伏气温病，为感受外邪未即时而发，历来以为邪入少阴肾经，暗耗真阴。柳宝诒之《温热逢源》，认为伏邪的部位主要在肾，曰："寒邪之内伏者，必因肾气之虚而入，故其伏也每在少阴。"

故伏气温病之发病必有肾精之不足。肝肾同源，精血相生，肝素以精血滋养，以潜阳勿动；若平素调摄不当，将养失节，纵欲竭其精，恣情伤其血，则精血自耗，又有伏邪藏则精血暗亏，故肝渐有阴虚不得制阳之虞。伏邪发则为阴虚阳旺，肝风遂生。更有伏邪暗耗肾精，则火热炽盛，热邪伤阴，助长风势，则肝风更甚，发为痉病。热邪扰心，复灼津而化痰，闭阻心窍，故发为神昏。而龂齿、瘛疭则皆是肝风内动之象。

观其病机有三：一是阴精被耗而正虚；二是邪热炽盛而肝风内动；三是邪热灼津生痰蒙蔽心窍。故法宜清热养阴，熄风止痉，豁痰开窍。

方中用羚羊角、钩藤平肝熄风；竹沥、贝母清热化痰；茯神、鲜菖蒲豁痰开窍醒神。阿胶味甘，微温，归肝、肾经，养血滋阴，补精益髓。此处用之，度尤氏为仿《伤寒论》黄连阿胶汤中育阴之意。然阿胶其性滋腻，若外邪尚在，则恋邪助邪，故柳氏于此处按当去阿胶，加生地。而本处即便未见表邪，但热盛阴伤神昏，肝风内动，亦已有痰浊既生之忧，阿胶本易生痰，更有火热劫灼，则大促其患。黄连阿胶汤本为少阴阴虚火旺所设，其中所伍芩连之辈直折其火，育阴清热同施，是故无虞；今观此方，实需清营血热兼养阴之类，如生地、玄参、赤白芍等，以此可免滋阴而生痰之弊。

盖后世之方羚角钩藤饮方意源出于此，在本方之上加桑叶、菊花、生甘草以清肝火，生地、白芍以清热滋肝阴，是以无精伤、痰浊故去阿胶、鲜菖蒲。全方纯为阴虚肝阳上亢所设。

附：羚角钩藤汤《通俗伤寒论》

羚角片一钱半（先煎），霜桑叶二钱，京川贝四钱（去心），鲜生地五钱，双钩藤三钱（后入），滁菊花三钱，茯神木三钱，生白芍三钱，生甘草八分，淡竹茹五钱

案 2　真阴将涸，热势尤盛

热伤津液，脉细口干，难治。

芦根　知母　川斛　蔗浆　细生地　麦冬　甘草　梨汁

诒按：此存阴泄热之正法，所云难治，想因脉细之故。

【赏析】

温病最能伤津，伏气发于肾，本已有阴精耗伤，而温热之邪更耗伤其阴，

壮火食气则伤其气,所以后期尤多阴枯液涸之象,故有"存得一分津液,便有一分生机"之说。此例病者身患伏气温病导致津液受损,口干为津液大伤,此处不论邪盛与否,病者皆有津液枯竭之虞。更见细脉,王叔和《脉经》有云:"脉来细而微者,血气俱虚","温病,三四日以下……脉细小难得者,死,不治"。据细脉所示,知气血俱虚,虽不至细小难得,亦不远之。故而患者虽见脉细口干,柳氏亦按曰难治。

观其病机,正气大损,气阴两伤,法宜甘寒,养阴清热,补气生津。方寓五汁饮合增液汤之意,今因津液耗伤,而非热毒,故未加玄参,而加石斛、麦冬养阴;更用生地、知母清热,佐甘草补气并调和诸药。本方着力全在养阴二字,俱是一派滋阴药,虽兼清热但其力不甚,想病人邪热非大盛。

据本案所看,尚存疑问。全方重滋阴,轻泄热,想是邪热不甚,据证虽知气血弱、津液亏、难治,何不拟生脉散之意,加减取之,补其气,养其阴?阳气可急补但阴液不能速复,此邪热不甚,用之当可图一治。而本案未用生脉方意,或是存在邪热尚盛,尤氏恐用酸收甘温恋邪助邪;但全方重在甘寒凉润滋阴、清泄邪热,苦寒泄热几无,似有扬汤止沸之嫌。前后推思,相悖颇多。

案3 伏邪热毒,表里俱盛

热不止,头痛不已,紫斑如锦纹,咽痛。表里邪盛,最为重证。

犀角 豆豉 赤芍 玄参 牛蒡 丹皮 黄芩 甘草

诒按:当加鲜生地。

再诊:去豆豉、丹皮,加桔梗、鲜生地、射干。

【赏析】

《重订广温热论》有云:"新感温热,邪从上受,必先由气分陷入血分,里证皆表证侵入于内也。伏气温热,邪从里发,必先由血分转入气分,表证皆里证浮越于外也。新感轻而易治,伏气重而难疗,此其大要也"。此伏邪发而为病，即应上论。由里而发，经血分影响气分，表里俱现。热盛为邪气盛；头痛不止、咽痛，是为病邪及表；斑如锦纹，为热邪内迫血分之象。称之为表里邪盛，证据确实，病势凶猛，言最重证实不为过。

病机已括，治法当立。表里双解，并大清其热，直折病势。伏气温病，病从里发，温病本属郁热，当宣展气机、透邪外达，此伏邪更当如此，不可徒执清热养阴而遏伏气机。故尤氏立方以豆豉、牛蒡透邪，玄参解毒，复用黄芩汤合犀角地黄汤。张路玉《伤寒缵论》曰："黄芩汤乃温病之主方，即桂枝汤以黄芩易桂枝而去生姜也。盖桂枝主在表风寒，黄芩主在里风热，不易之定法也。其生姜辛散非温热所宜，故去之，至于痰饮结聚膈上，又不得不用姜、半，此又不越伤寒法耳"，是以此处用之，以清热坚阴；犀角、丹皮、赤芍合用则清热解毒、凉血开窍。加鲜生地则犀角地黄汤方俱齐，生地之用可清热，可凉血，可养阴，有已病防传之意。故此处柳氏按当加鲜生地为正见。

再诊尤氏遣方作一调整，但未言症状而仅列方药。今以方测证，去豆豉、丹皮，似是因血分热已大透；加用桔梗、射干恐是病者咽痛不解而甚；鲜生地之用是以补前方之缺，亦可能因热盛阴伤而见口渴舌干等见症。但桔梗其性升散，气机上逆不宜用之，故再诊时头痛当已解，否则用之而不利病去。

案4 气血两燔，气阴两伤

热病，十二日不解，舌绛口干，胸满气促，邪火为患亦已甚矣。宜景岳玉女煎，清热而存阴，否则神识昏冒矣。

鲜生地 石膏 麦冬 知母 竹叶 甘草

诒按：此气血两燔之治法。

【赏析】

舌绛口干为热盛津伤，胸满气促为邪实壅肺，迁延十二日而不解至此，病程已久，而病者未见正气大虚，盖素来体健、可作周旋。胸满气促，是邪火为患；舌绛是邪热将入营血之示，当大清其热、直阻病势。口干是津液已伤，应顾护津液。至此，病机已是明了，当是柳氏按所言之气血两燔，治宜气血两清，同时导热下行，兼顾津伤。

组方颇具巧思，如《医学举要》所论玉女煎："阳明、少阴二经，皆是津液所关；阳明实则火炽而津液涸，少阴虚则水亏而津液亦涸。"是故依景岳玉女煎方意，清热与滋阴共进，虚实兼治，以治实为主。但加竹叶，又现竹叶石膏汤之形。方中用鲜生地易熟地，清血热兼以养阴，即能清已有之邪热，又能防将传之变。石膏辛、甘、大寒，知母苦、甘、寒，清热泻火，除烦止渴，两药合之成白虎之半，清气分之邪热。麦冬清热养阴。其中牛膝被竹叶所易，清热除烦、生津利尿，导热从小便而出，正合叶天士所论："热病救阴犹易，通阳最难……通阳不在温，而在利小便。"

然病者胸满气促，为邪实壅肺，未知是否痰阻于肺，症仅见舌干而不言及黄腻，怠无此虑尔。是故全方虽有清气之用，却无开肺之功，若当真兼有痰热，则当加用清热化痰生津之辈。

案5　表里俱病，热结下利

热病，四日不汗，而舌黄、腹中痛、下利，宜先里而后表；不尔，恐发狂也。

大黄　柴胡　枳实　厚朴　赤芍

诒按：先里后表，因里证已急，于病机固当如是。

【赏析】

舌黄为有热。腹中痛下利，当辨之寒与热、有实结与无实结。腹痛下利当参舌黄，故而当为热利，但病机仍不甚明了，热利有协热下利之葛根芩连者，有少阳郁热之黄芩汤者等等。今以方测证，方中俱小承气之形，又如《伤寒论》374条所云："下利，谵语者，有燥屎也，宜小承气汤。"想此处腹中已有燥结，腹痛下利，当为里热炽盛复结实于里，成热结旁流之势，故见腹痛而下利；而谵语等症，虽未言及，臆度此病情或可见之。总之，内实已成，须当急下。

以上可知，此病患病机为：外感引动伏邪，表邪未解，邪热即于里结成燥实，此以里证为急，当急救其里，不然，则津液受燥实邪热劫灼，已无汗源，再复经发汗，则恐是热盛阴亡令心神受扰而发狂。

如《医宗金鉴·删补名医方论》云："柴胡证在，又复有里，故立少阳两解法也。以小柴胡汤加枳实、芍药者，仍解其外以和其内也。去参、草者，以里不虚。少加大黄，以泻结热。"全方遵大柴胡方意，柴胡外散半表，赤芍内清血热，大黄、枳实、厚朴又为小承气汤方底，通行胃肠之燥结，泄热以存阴液。全方釜底抽薪，急下存阴，又外散半表之邪，御敌于枢机之外，断外邪之来路；内以凉血散瘀。在攻下之时能一并料敌机先，预先防邪气因下而内陷，深得仲景临证之神髓。

案6　热灼津伤，欲汗无源

舌干脉数，汗为热隔，虽发之亦不得，惟宜甘寒养液。虽不发汗，汗当自出，然必足温，而后热退乃吉。

青蒿　知母　芦根　生地　蔗浆　竹叶

诒按：养液以为作汗之源，是治温要旨。

【赏析】

舌干为津液已伤，脉数为热象，故热兼津液不足已成。《素问·生气通天论》云："体若燔炭，汗出而散。"若汗源不足，如热铁滴水，转瞬即消，则虽发汗而不易得。故而治当以甘寒之法，滋补汗源，兼以清热。如此一可存正气，又可养阴以增汗源。

方中小仿青蒿鳖甲清热之意，青蒿凉血退热，热退则津液存；知母清热泻火、生津润燥，扶正祛邪兼顾；生地清热凉血，养阴生津；蔗浆清热生津、下气润燥；竹叶清热除烦，生津利尿；芦根清热生津，利尿除烦，二者相合可使热从小便出。方中生地、蔗浆、芦根之辈皆是养阴之品，有增液之意。与增液相合之法，非只攻下一途，发汗亦可合之。此方用意全在清热生津，但因此病发汗不得而热伏于内，是故可用辛宣透达之药如豆豉，以促热透汗出。

尤氏亦已料患者转归，今因阴液不足而汗不得出，既然以清热生津之法扬汤抽薪，则可托病势以平稳。凡阴阳气不相顺接者便为厥，但汗一出，则内伏之热邪可随汗而散，受其郁遏之气机可随之而畅达，阳气流通，则必然足温，此更促腠理开而散热邪，热退则津液可存，正气可复，故言"而后热退乃吉"。

外感门

案1　风邪上盛，经络不通

头面肿痛，此风邪上盛，宜辛凉解散。

荆芥　杏仁　桔梗　牛蒡　薄荷　甘草　马勃　苍耳子

【赏析】

风邪易袭阳位，头面居于一身之上，易为风邪所袭。风为百病之长，多挟他邪而同病。故本病之发始于风。肿痛是有火热毒邪，经曰："热甚则肿。"此风邪挟热毒上犯头面，阻于头面部经络，令气血流行不畅，发为肿痛。风热上犯为病，可用普济消毒之法治之，亦可依照"风者善行而数变，腠理开则洒然寒，闭则热而闷"之据，开其闭塞，以疏风之法，从外而解。辨其病程，是病在初起，即是卫分，当用辛凉解表一途，并加清热解毒之辈。

方中荆芥解表散风，驱上盛之风邪于外；杏仁开宣肺气，如叶天士所言"温邪上受，首先犯肺"，故开宣肺气一法可随之而定；桔梗为舟楫之药，开肺利咽，引药上行，达于头面；薄荷辛凉发表，疏散风热，清利头目，则热毒可清，郁滞可除；牛蒡子疏散风热，清热解毒，与薄荷相合，共清头面火热毒邪；马勃清肺利咽；苍耳子入肝、肺二经，散风除湿，兼通鼻窍；甘草调和诸药。

本方全是一派解表开肺之品，然此处头面肿痛，非独只为风邪所致，更有热毒上盛，是故宜加用清热解毒之品，如玄参、银花、连翘、升麻等。

案2　风温挟痰

风温挟痰，留滞上焦，辛凉解散，原为合法，时至自解，不足忧也。

牛蒡　连翘　薄荷　川贝　豆豉　杏仁　桔梗　葱白

诒按：此风温初起之方。

【赏析】

本病是感受春季或冬令风热病邪而发病。风热病邪多从鼻而入，肺位居高，首当其冲，叶天士说："温邪上受，首先犯肺。"所以初起以邪在手太阴肺为病变中心。

初起应以清热解毒为主法因"肺位最高，邪必先伤，此手太阴气分先病"，所以"风温肺病，治在上焦"。本方所配用之药味与银翘散类似。吴鞠通之辛凉平剂银翘散治疗风温初起，其制方原则为冀邪有出路，因邪利导，透邪外出，用辛凉以治其标，透邪外出，清热解毒以治其本，截邪深入。本案组方一可芳香辟秽，清热解毒；二是辛凉中配以小量辛温之品，既利于透邪，又不悖辛凉之旨；三是兼用川贝，针对所挟之痰。

方中连翘清热解毒、辛凉透表；辅以薄荷、葱白、淡豆豉以辛散表邪、透热外出；桔梗、牛蒡子、杏仁、川贝合用以宣肺祛痰、清利咽喉，诸药合用既能透表，又能解毒。实为风温初起之用方。因此处言及有痰，可视病情轻重，酌加瓜蒌等药，加强清热化痰之力。

案3　风温犯肺，痰热阻络

风温郁于肺胃，咳而胸满，痰多，胁下痛，脉数口干。

芦根　薏米　瓜蒌　甘草　杏仁　红花　桃仁　贝母

诒按：桃仁、红花，因胁痛而用之，以和血络也。若邪郁可加豉、蒡，口干可加翘、芩。

【赏析】

风温为病，首犯手太阴肺经，论治则当首辨卫气营血之病位。此处言及郁于肺胃但是卫分证已除，转入气分，恰如叶氏所说"在卫汗之可也，到气才可清气"。今风温郁于肺胃，令气机失于肃降，则肺胃同犯气逆，痰多影响气机失于疏泄，令血络不通，导致胁下作痛，脉数有热，口干为热伤津液，此时病势确实已至气分，可清宣实热。然又提及痰多，所以需要清热化痰两法并用，方是解决之正途。

全方用意围绕着一个"痰"字。方中芦根清热生津除烦，入肺经，善清透肺热，可主肺热咳嗽，肺痈吐脓；薏米渗湿化痰，还可主痈疽不溃；瓜蒌清热生津化痰；杏仁宣肺止咳化痰；贝母清热润肺、化痰止咳，皆是治疗痰热郁肺之药；而桃仁、红花恰如柳氏所言，因胁痛而用之，此痰热阻滞气机令血络不和。另外，其加减之法亦是可取，可加用豆豉宣透内郁之邪热；至于口干，是热伤津液，加黄芩邪热则存津，愚以为亦可考虑加用玄参。

咳而胸满，胁痛，是痰热内郁，渐有热毒瘀结于肺之变化，若肺叶生疮，肉败血腐，则发为肺痈，为防止此类变化，愚见可加用桑白皮化痰清泄肺热，以寓泻白散之意。

案4　温邪挟湿，上蒙神明

脉右大，舌黄不渴，呕吐黏痰，神躁语言不清，身热不解。此劳倦内伤，更感湿温之邪，须防变端。

厚朴　茯苓　滑石　陈皮　竹叶　蔻仁　菖蒲根汁

诒按：此温邪而挟湿者，湿热上蒙，故证情如是，此方可以为法。

【赏析】

右手候肺脾，今脉大，又有感受外邪，当为大而有力，示为邪热实证。

舌黄为有热，但不渴与之不谐，当虑有湿；呕吐黏痰，更能证明此病机。然患者神躁是内有蕴热扰动心神，语言不清是痰湿蒙蔽神明。身热不解，必是热势绵绵，毕竟是湿温之邪所为。

湿温非感邪即成，而是感受湿邪日久，湿邪不得消利而内郁，加之气机受阻气郁较重，日久郁久化热，便化为湿温。是故湿温一病之由来，全在湿邪不化。湿温一成，则现两难之势。湿温是湿阻热郁之果，热因湿阻，则郁而更炽；湿因热蒸，则弥漫上下表里内外，是故其互促之势令病情愈加严重。且湿裹热郁，热在湿中，互相裹结，如油入面，难解难分，所以在治疗上多令人投鼠忌器。因湿为阴邪，其性重浊黏腻，法当温化；热为阳邪，复有湿存，是故治应苦寒、而非辛寒以清之。若是徒用苦寒之法清热，则湿不易化；湿邪不化则热亦难清。如《温热论》所述："如法应清凉，用到十分之六七，即不可过凉，盖恐湿热一去，阳亦衰微也。"所以，外感挟湿，最是难治，何况此处热势虽不解，却但见一派湿邪偏盛之象，是故惟有先治其湿痰，方利于阻断病邪之变化。

因此所以治疗本案之湿温，首先就要强调化湿、利湿，上下分消湿热，湿去则热孤，法当以化湿为主。在化湿利湿之中，令热随小便而出。方中厚朴苦温燥湿，治湿之外，尚有行胃脘胸腹受郁遏气机之用；茯苓淡渗利湿，还可健运脾胃，以实土治水；滑石利尿通淋，清热解暑，利湿之余，尚可清泄郁热；陈皮一味健脾燥湿化痰，与他药相合，可补可消可行；竹叶一味，清心热利尿，使热从小便出，令躁扰之神明得安；蔻仁一味，理气宽中，宣畅中焦气机，令脾胃升降复常，气机调畅，则湿邪更易消除；菖蒲一味辟秽开窍，宣气逐痰，可开湿邪蒙蔽之清窍，更可化湿浊、醒脾胃、行气滞、消胀满，用之十分对症。

本案治疗湿温之法，颇为精当，实可为温邪挟湿发病治疗之参考。

湿病门

少阴湿热

脐中时有湿液腥臭,按脉素大。此少阴有湿热也。六味能除肾间湿热,宜加减用之。

六味丸去山药,加黄柏、萆薢、女贞子、车前子。

诒按:六味治肾间湿热,前人曾有此论,借以治脐中流液,恰合病机。

【赏析】

肚脐中有湿液,是湿邪为患,或燥之,或利之;其气腥臭,是气血腐败,为有热。大脉有分虚实,实大则病进,力少则为虚。此处尤氏概病机为少阴湿热,实主要根据其主证而非脉象。此亦可提示后世,湿热致病,脉可非所谓滑数、弦滑数,亦可为大脉。《伤寒悬解》云:"湿有内外之殊,外感则入经络而流关节,内伤则由脏腑而归脾肾"。所以,治湿当辨别其内外。神阙位于人体之中央,其上为阳,其下为阴,介于阴阳二者之间,此处即为肾府。脐中时有湿液腥臭,责之于少阴湿热,可从之,治从内伤脏腑。

病机已知,则立方了然。"在脏腑者,利其水道",是故方拟六味丸。其中三补药味脾肾双顾并固涩,为有源头活水来;三泻药味主推陈,利水以泄热,是以浊水可去。六味丸治肾间湿热,实确切之论。今尤氏以六味丸为方底治之,其加减亦有回味之处。山药虽养气阴但可助湿,原方中去山药,是恐其有助湿热。"湿热者,治以燥凉,湿寒者,治以燥温",所以加黄柏、萆薢是为燥湿;女贞子滋阴血,清虚热,可助生地清热养阴;车前子加强利水。山茱萸因其性温固涩,本亦不可用于湿热,推尤氏之意,概今方中有茯苓、猪苓、泽泻、车前等利水之品,恐气力太过,是以酸收制之,防止渗利太过(此可谓得仲景佐制之神髓)。六味原方虽精,其效不若此加减施用力专。

疟疾门

案1　湿热成疟，气机不通

暑风成疟，恶心胸满，和解则愈。

半夏　黄芩　茯苓　知母　厚朴　广皮　竹叶　生姜

诒按：小柴胡法之和解，和其表里两歧之邪也；此之和解，和其湿热两混之邪也。姜、夏、朴、广，去其湿也；芩、知、竹叶，清其热也，两意兼用，故亦云和解也。

又按：此湿热并重者，故清燥兼用。此与下条皆暑湿内伏，发为时疟之病。苦辛宣泄，最为合法。若拘拘于疟疾之成方，概用柴胡、鳖甲则误矣。

【赏析】

疟疾之病邪，其病位在半表半里，是故治疗多依少阳半表半里之治法，即和解之法。自王孟英一统前人见解，两不偏废、创立正疟、时疟之论，临床诊治方才齐全。正如柳氏所说，小柴胡之和解，是和解表里，为风寒正疟之治法，确与本处病机不同。《素问·疟论》言："夏伤于大暑，其汗大出，腠理开发，因遇夏气凄沧之水寒，藏于腠理皮肤之中，秋伤于风，则病成矣。"即明言是伤于暑风，发而为疟。当以时疟处治，需详辨病因。今恶心胸满，是胸膈胃脘气机为邪气所阻隔，则当疏利气机，以和畅为首要。

方中药分两组朴、夏、芩、广是燥湿化湿，可知病邪之一为湿，阻于中焦则见恶心胸满等症，湿去则气机自畅；芩、知、竹叶，意在清利其热。本方之意在治湿清热同用，重在治其湿，湿去则热势易消，亦可算是和解之法。更由此可知，病机应是暑湿内伏，发为时疟，则治当详辨湿热偏重，分消治之，平稳用药，和解为上。

案2　湿阻挟温，气机阻逆

暑风相搏，发为时疟，胸满作哕，汗不至足。邪气尚未清解。当以苦辛温法治之。

霍香　半夏　杏仁　通草　厚朴　广皮　竹叶

诒按：此湿重于热者，故用药稍偏温燥。

【赏析】

正疟者，宜考喻嘉言《医门法律》："夫人四体安然，外邪得以入而疟之，每伏藏于半表半里，入而与阴争则寒，出而与阳争则热。半表半里者，少阳也。所以寒热往来，亦少阳所主，谓少阳而兼他经之证，则有之。谓他经而全不涉少阳，则不成其为疟矣。"是以柴胡汤法为正疟之法，非此即为时疟。暑风相搏，侵入人体，伏于半表半里，出入营卫之间，邪入则与阴争而寒；出则与阳争则热，邪正交争而发疟疾。此处说是时疟，是伏气温病之一种，定时而发，多热少寒，或有兼挟。此处胸满作哕，是气机阻滞不畅导致；而汗不至足，则是有湿阻汗出不畅。是为暑湿为患，湿重热轻。

本案与上案病机相若，惟不同之处，在于此处全方近乎纯为治湿所设，霍、朴、夏、广辛温化湿，则呕哕可除；杏仁一味宣通肺气，以畅达气机，令汗得尽透，胸满得消；通草清热利水，与竹叶相合，加强利湿泄热之功。如此化湿利湿，则气机自可调畅，诸症皆除。此处是时疟治法，非正疟小柴胡汤所宜。

案3　久疟中虚，气不摄血

疟发而上下血溢，责之中虚，而邪又扰之也。血去既多，疟邪尚炽，中原之扰，犹未已也，谁能必其血之不复来耶。谨按古法，中虚血脱之证，从无独任血药之理。而疟病经久，亦必固其中气。兹拟理中一法，止血在是，止疟亦在是，惟高明裁之。

人参　白术　炮姜　炙草

诒按：识见老确，议论精切。所立理中一法，诚属血脱益气，固中止血之要药。惟愚意所欲商者，疟来而上下血溢，必因疟疾之热，扰及血络而然。

于理中法内，参用安营清络之意，似乎更为周到。且标本兼顾，于立方正意，亦不相刺谬也。

【赏析】

本案虽言病疟，但实则是为血证。上下溢血，要究其病机所在，此处尤氏责之中虚，当是有气不摄血所致，必有血色淡红，无实热之象所在，且患者素有脾胃虚寒之患。本病可从素体中虚，复感疟邪所致；亦可因感受疟邪，病势迁延令正气不足而成。此时中气已虚，而邪气尚盛，扰动出血，令中气更弱，是为困局。

因正虚邪实，所虑较多，与其面面俱到，不如择其关键而击之。此处是中虚令血不统摄而外溢，也是中虚令抗邪不利，所以当以温中补虚一法治之，可谓扶正即是祛邪。中虚血脱出血，急重者当用黄土汤，轻缓者可用理中方，此处因邪实未去，不可使用收涩之法，是以理中汤方可为之，此当尤氏之本意。

柳氏所言"于理中法内，参用安营清络之意"是考虑邪实之处，或可设药以解之。但所用安营清络等药，或凉或涩，与温中摄血及邪实两点有相悖之处，疑是尤氏虑及于此，方于本案中单用理中一法治之。

案4　疟邪伏阴

三疟，是邪伏阴分而发，非和解可愈。久发不止，补剂必兼升阳，引伏邪至阳分乃愈。

人参　归身　鹿角胶　杞子　鹿茸　附子　茯苓　沙苑

诒按：阴疟本有此法，而不能概用此法，须相题为之。

【赏析】

三疟即是三日疟。《素问·疟论篇》云："其间日者，邪气与卫气客于六腑，而有时相失，不能相得，故休数日乃作也。"由于元气内虚，卫气不固，病邪深入客于脏腑，三天发作一次，因邪气潜伏于"三阴"，发作可见三阴经主症。但三日疟之下证候颇多，当对证立法，方能妥善治疗。久发不止，必定损伤元气，当以温补为法，在补益之间令邪气从里外出，引至阳分而解。

人参、当归气血两补；鹿茸、鹿角胶益精养血，补肾壮阳；枸杞、沙苑滋补肝肾；附子补火助阳；茯苓一味淡渗利湿，健运脾胃。全方有地黄饮子痕迹，从本方可知，患者是久病体虚，气血不足，精血为之亏耗，可见全身无力，腰膝痿软，以畏寒为甚，热少寒多。所以当先益精血，补阳气，期正气得复而祛邪外出。

案5 疟陷枢机

疟病方已，遂得脾约，脾约未已，又增厥疼。心腹时满时减，或得身热汗出，则疼满立止。明系疟邪内陷于太阴阳明之间，是必邪气仍从少阳外达，则不治疼而疼自止，不治胀而胀自消矣。

诒按：论病已得要领，惜方佚未见。

【赏析】

疟病方已，病势得减，遂得脾约，是有邪气化热并致津亏。此病未解，又生厥痛，见心腹时满时减，这当是病在脾胃，是阳明太阴所属；腹满痛得汗则止，是正邪相争后，令气机舒达则疼痛自消。此处虽不具备寒热往来之症，但却不改其正邪交争之本质，正邪进退之间，发为上证。况且疟病之治，多以和法。因此疏利少阳枢机，当是治疗之关键。

本案药方已失而不得见，但愚见可以正疟之法，以柴胡汤为底，和解少阳之法治之。尤氏按疟症治疗本证是重要思路之一，而兼间症状，则皆可从内伤杂病之治。心腹间胀满时作，也即是气机不畅，当畅达中焦气机，并以建中扶正，合小柴胡和解表里，即可获治，亦可酌加疏肝行气之辈，但和解一法必为主导。

案6 阴虚邪伏

疟后，胁下积癖作疼，夜热口干溺赤。阴虚邪伏，宜鳖甲煎。

鳖甲　白芍　青皮　丹皮　首乌　柴胡　知母　炙草

诒按：此邪伏阴分之治法。当归亦可加入。

【赏析】

疟疾日久不愈，顽痰挟瘀结于胁下所形成之痞块，又谓疟积、母疟、劳疟。《金匮要略·疟病脉证并治》云："病疟以月一日发，当以十五日愈，设不差，当月尽解。如其不差，当云何？师曰：此结为癥瘕，名曰疟母。急治之，宜鳖甲煎丸。"患者胁下积癖作疼是疟母已成，气血阻滞，故令疼痛。夜热口干是阴虚邪热内伏，尿赤即是有热。此是正虚邪实，一面是有痰瘀内阻成疟母于胁下，当化痰散瘀；另一面是阴虚邪热内扰，当养阴清热。

方以鳖甲煎为底，鳖甲滋肾潜阳，软坚散结，为治疟母之必用；白芍柔肝缓急以散结，敛阴以平虚热；首乌养血滋阴，以平虚热，兼有截疟之用；丹皮、知母合用以清泻虚热；青皮则为破气散结所设；甘草一味调和诸药。若口渴较甚，则生地亦可酌加。

案7　疟邪未尽，胁下积痞，气机不通

疟后，胁下积痞不消，下连少腹作胀。此肝邪也。当以法疏利之。

人参　柴胡　青皮　桃仁　茯苓　半夏　甘草　牡蛎　黄芩　生姜

诒按：此小柴胡法也。加青皮以疏肝，桃仁以和瘀，牡蛎以软坚，用意可云周到。惟少腹作胀，乃肝邪下陷之证。若再加川楝子、归尾、延胡，似更完密。

【赏析】

疟后是病势已解，病邪已去，胁下痞积不消，是疟母已成。疟母本是疟疾久延不愈，致气血亏损，瘀血结于胁下，并出现痞块。《张氏医通》云："疟母者，顽痰挟血食而结为癥瘕。"所以其治多用鳖甲煎丸，以削坚散结，破癥化瘀，但本案却不从此法。

邪气客于胁下，胁下是肝胆所主，故当责之。下连少腹作胀，则是疏泄

失司，令气机不畅而作胀感。治法当是疏理肝胆，行气活血化痰散结。因病后而作，当须虑及正虚，组方当平调和解为要。

因此，尤氏组方以小柴胡法为主，因是痞积难消，壅于胁下，故去大枣之壅滞，加青皮破气消积以治气；加桃仁破血通络以治血；加茯苓淡渗利湿以治痰；加牡蛎咸寒软坚以散结，此俱是《伤寒论》柴胡证加减法所载，"若胁下痞硬，去大枣，加牡蛎四两；若心下悸，小便不利者……加茯苓四两"。全方以调畅枢机为主，枢机即通，则气血可活，复加四药，各擅其功，令疟母可得疏散而消。正如柳氏所按"用意可云周到"此处下连少腹作胀，少腹是肝经所过，作胀当考虑病势加重之变化，治当如柳氏所言，加用活血行气之辈以助药力。

案8　气阴不足，痰阻气逆

疟止复发，汗多作呕，中气虚逆，宜益阳明。

半夏　茯苓　广皮　人参　石斛　芦根　姜汁

再诊：寒热已止，汗呕并减。宜和养营卫。

人参　桂枝　石斛　广皮　归身　炙草　麦冬　白芍

诒按：此膏粱虚体治法，两方俱清稳熨帖。

【赏析】

疟邪其病位本在半表半里，虽止而复发，是邪气未能尽除，病邪仍在亦因正气不足之故。今汗多当为有热，作呕则是气逆，中气虚逆，是病在其胃，故曰"宜益阳明"，法应清热降逆止呕。观其方药，却于此法不甚相符。方中半夏、茯苓、广皮是化痰燥湿常用之药，是以本证当有痰邪为患，其作呕应是痰热阻碍胃之气机不得和降。后用人参、石斛双补气阴，是应有气阴两虚。芦根清胃热，生津液，除烦止呕利尿。姜汁一味和胃降逆止呕。由此观之，当属中虚，复有痰热内扰胃腑为患，且是痰多热少。当针对病机用药，病机除则疟可止。

再诊时寒热已止、汗呕并减，是前方切中要害，而病势自减，续当扶正固本。如柳氏言之，为膏粱之体，骨弱肌肤盛重，易病营卫不和。治当从调和营卫入手，滋阴养血之余兼以化痰，以防留弊。桂枝、白芍、甘草三味，已具桂枝汤调和营卫之方意；加当归一味，又略有当归四逆之用；人参、麦冬、石斛，是为双补气阴所设，隐隐有生脉之意；广皮一味是恐补益之间，又逢脾虚不运则痰浊内生。全方调营卫，补气阴，化痰浊，是稳健之法。

黄疸门

案1　女劳为疸，瘀血兼湿

面黑目黄，脉数而微，足寒至膝，皮肤爪甲不仁。其病深入少阴，而其邪则仍自酒湿得之及女劳也。

肾气丸

诒按：此证载在《金匮》，近于《爱庐医案》中，见一方甚佳。此病兼有瘀血，不但湿也。肾气丸能否见效，尚未可定。

【赏析】

案中提及面黑目黄，可为肾所主，更可为寒、痛、瘀血。依《金匮要略·黄疸病脉证并治第十五》之女劳疸所述"黄家，日晡所发热而反恶寒，此为女劳，得之膀胱急，少腹满，身尽黄，额上黑，足下热，因作黑疸，其腹胀如水状，大便必黑时溏，此女劳之病非水也，腹满者难治，硝石矾石散主之。"可知本案与之极似。面黑则应是肾虚瘀血合致。目黄为湿所主。皮肤爪甲不仁是邪入于肌肤或气血不足，气血运行不畅所致。脉数为有热；脉微主阳衰少气，阴阳气血诸虚。综上而观之，病机应是少阴阴阳两虚，所以足寒至膝，当有肾阳不足，亦有瘀血内阻。

若如尤氏所言，此病仅仅深入少阴，则用肾气丸固当有效，但恐病机不是如此简单。依照其所说"其邪则仍自酒湿得之及女劳"则用肾气丸未必全然对证。硝石矾石散治以清热化湿，消瘀利水，为仲景所立治法，亦是女劳疸之湿、热、瘀、虚病机所在。酒客即是平素多有湿热，面黑目黄、皮肤爪甲不仁也提示或有瘀血。若如此，则是仅扶正而不祛邪，恐有养虎为患之嫌。肾气丸虽利湿但清热之力不逮，虽有丹皮但活血之力不强。是故此方必加清热利湿及活血散瘀之辈可得见效。

案2 中气不足

面目身体悉黄，而中无痞闷，小便自利。此仲景所谓虚黄也。即以仲景法治之。

桂枝　黄芪　白芍　茯苓　生姜　炙草　大枣

诒按：案明药当。

【赏析】

面目身体悉黄是发黄无疑，因"黄家所得，从湿得之"，故又当辨其寒热虚实，病机所在。有湿则气机被其阻滞，胸闷脘痞腹胀，气化不利而小便不行。中无痞闷，小便自利，则可知无湿邪内阻。因此尤氏断之当为"仲景所谓虚黄也"，是虚劳而非黄疸。

所用方药即为黄芪建中汤方底，由此可知其治则当是甘温建中。《金匮要略·血痹虚劳病脉证并治第六》云："虚劳里急，诸不足，黄芪建中汤主之。"建中汤中重用饴糖是为甘缓以除诸急，现病者无其他所苦，但面目身体悉黄，故方中去饴糖，此外也是去甘温助湿之品。因此，其扶正全靠黄芪为之，非只为建中，更是培护正气。桂枝汤甘温，调和营卫。加茯苓一味淡渗利湿之药，意在防止助湿生热，酿生他变。此案引经据典，确有出处。

案3 湿热停聚，壅阻上下

湿停热聚，上逆则咽嗌不利，外见则身目为黄，下注则溺赤而痛。

茵陈　厚朴　豆豉　木通　猪苓　橘红　茯苓　黑栀

诒按：论病能一线穿成，用药自丝丝入扣。

又按：咽嗌不利，可加桔梗、前胡之类。

【赏析】

湿热停留于中，气机为之阻碍，上下为之壅塞，内外为之郁蒸。湿热上泛阻于咽嗌则气机不利，湿热下注膀胱，而见便溺赤黄而痛，湿热郁蒸于中，则脾胃失常，肝胆失疏，胆汁溢于肌肤发黄。

病机以湿热内阻为主，则只当分消湿热，兼以治疗咽嗌不利，溺痛。治疗咽喉不利取化湿行气之法；溺痛可用利尿通淋之辈，导热利湿从小便出，亦助清利湿热。

茵陈、栀子为茵陈蒿汤之要药，利湿退黄，广清三焦之热，直击病势。豆豉性寒，辛散苦泄，具有疏散宣透之性，既能透散表邪，又以能宣散郁热；与栀子相合，又有栀子豉汤凉膈除烦之意，意在大清其热。木通、猪苓、茯苓，是利尿通淋一组，以此通利，即可解溺赤而痛，又能让湿热自下而出。橘红燥湿利气，看似用在治湿，实可合厚朴以条畅胸、膈、脘腹被湿热郁遏之气机，如此咽喉不利可解。

柳氏认为可加桔梗、前胡之类，愚见当依患者见证区别对待。若是湿阻气机为多，不加亦可。若热盛于喉而有肿痛难咽，加之确为对症。

痹气门

案1　阳气不通，外寒内热

胸背为阳之分，痹着不通，当通其阳，盖阳不外行而郁于中，则内反热而外反寒。通阳必以辛温，而辛温又碍于脏气，拟辛润通肺以代之。

紫菀三两　煎汤服

诒按：此巧法也。特未知效否，若何？

【赏析】

胸位居膈上，为心肺所居。因胸部为清阳所聚，诸阳皆受气于胸中，故又称为："清阳所聚之处。"背走诸阳经，为督脉所统，是故背也为阳。统曰"胸背为阳之分"。《素问·逆调论篇》曰："是人多痹气也，阳气少，阴气多，故身寒如从水中出。"是阳气不能胜阴，故为阴气所遏制，痹着不通。

是以本案所载病患当有内热外寒之象，藉此尤氏推知"盖阳不外行而郁于中"，法当通阳。肺主气，司呼吸，朝百脉。辛散通阳则肺宣气行，痹为之解。但通阳一法，亦不当有失偏颇。阳气流转不利而郁，当以辛散之；为阴遏不行者，当温以行之，是以辛温治法为通阳所常用。然郁阳可化热，故辛温一法反会助热而化燥，徒生他变。

紫菀一味，性温，味苦、辛。归肺经。肺为阳脏，主气；痹着不通则肺气不利。紫菀一可下气，则能行郁遏之气机；亦可润肺，缓辛温通阳之燥性。此方可见尤氏用药之巧。盖其所虑者，凡药皆毒也。愚见亦同柳氏所疑，未知其效验否。

《伤寒论》尚有桂枝去芍药汤一剂，可宣通胸阳，散邪于外，何不更仿大青龙之方意，内清外散，酌情加减？此外，仲景《金匮要略·胸痹心痛短气病脉证并治第九》所载之瓜蒌薤白类方，药味亦不为多，然俱是辛温辛润主旨，能通胸中阳气，皆可投之一试。

案 2 湿邪郁遏，肺气不宣，外寒里热

湿邪郁遏，阳气不宣，外寒里热，胸满溺赤。宜开达上焦。

紫菀 桔梗 郁金 白蔻 枳壳 杏仁 贝母 甘草

诒按：此治肺痹之正法。

【赏析】

湿邪最能阻遏阳气运行，虽言湿性重浊，易袭阴位，但亦可阻滞上下内外，令气机不得宣畅，阳气被遏于内，则不能透达于表，则表失于温煦为外寒；阳气被郁遏于内，不得外布而化热，是为里热。胸满是气机上下不得，尿赤是内热方盛。此处胸满有别于桂枝去芍药汤之胸阳不振。而外寒内热，

当与大青龙汤证大有区别。大青龙方证是寒邪遏制阳气所致，只见身痛为甚，是以散外寒而疏布阳气；清里热而解烦躁。本处是湿邪郁遏为患，恐以身重为甚，若是投以大青龙法则恐有误。

此处尤氏处方立意，以开达上焦为主，有提壶揭盖之意。肺主气，为水道上源，若肺气闭阻，肃降失职，影响其他脏器的气化失司，则可见喘促胸满；如若肺气得宣，则阳气自然疏布，气机可上下畅达，郁热得以宣散；水道为之通调，小便得利，湿热得以下行，则更令郁滞之阳气输布，里热解、外寒除，一身俱轻。

方中用辛苦开宣肺气之余，兼以温润，如紫菀、杏仁、桔梗；郁金、白蔻、枳壳、贝母四味，行气、化痰、化湿、解郁各擅其功；甘草一味调和诸药，全方所用主次明晰，以开宣上焦为主，祛湿行气为辅。

案3 痰阻气机

气窒不散，便闭喘急，不能偃卧。猝难消散也。

紫菀 葶苈 厚朴 杏仁 橘红 郁金 枳壳

诒按：此证较前更急，兼有便闭，故用药从中焦泄降。

再诊：大黄 厚朴 槟榔 枳壳 杏仁

诒按：轻剂不效，故更与通腑以泄肺。

【赏析】

此案首诊，病机与上证相若，但病势更加急重，是气机遏制已急，令上下不通，则气窒不散；气机被遏之至，则便闭喘急；偃卧则周身之气更停而不动，是令诸证更甚；湿阻为患，病势缠绵，所以猝难消散。是故用药抉择之间，当偏重剂以治。

是故用药在上案基础上变化明显，留紫菀、杏仁开肺，却以一味葶苈泻肺；郁金、枳壳仍在，却与厚朴相伍，更加增强其行气之效，快气下肠，更有小承气之形，破气行滞，以开泄中焦；橘红一味，改上案用方之化湿为燥湿，并利上下之气。综上可知，此处致病之因，已全非湿邪所为，而是痰气交阻为患。此方兼有小承气、泻肺汤之半，药理峻猛，恐非体弱之人所能承受，想是患者素来体健。

再诊之时，全方又换，开邪肺气之紫菀、葶苈弃之不用，想是气窒、喘急诸症已减，只留杏仁一味，于宣上之时兼有润下；但留厚朴、枳壳，却与大黄相伍，终成小承气格局，可知痞、满、实、热已俱见，尤氏只恐此方通泻腑实之力有不逮，加用槟榔破积降气行滞，实乃通阳明以泄太阴之意。

案4　胸阳不通

胸中为阳之位，阳气不布，则窒而不通。宜温通，不宜清开，愈开则愈窒矣。

桂枝　茯苓　干姜　炙草　益智仁

诒按：再参入开痹之品，如杏、菀、橘、桔等，似更灵动。

【赏析】

凡临证首辨八纲，虚寒实热自有区别，则病之治疗转归大异。胸中阳气不布、窒而不通，有湿阻、痰阻、寒阻、热阻种种不同，寒饮内阻者，法当温开宣通，不得以清热开泄为法，否则寒饮不去而阳气大损，愈发受阴邪压制而不得舒展，是谓"愈开则愈窒矣"。宣展胸阳之法，由仲景瓜蒌薤白白酒汤始立，而论温化痰浊之法，则是苓桂诸方为首，所以本案方药纯以桂枝辛散宣通为主，由此治法拟方皆可确定。

方中用药五味，确实值得推敲。桂、苓、姜、草四味，虽有茯苓甘草汤之用意，但以干姜易生姜，便由治疗中焦水停之剂，化为温化胸膈胃脘寒饮停滞之方，是仲景"病痰饮者，当以温药和之"之体现。益智仁温肾固精缩尿，温脾开胃摄涎，是在温散病邪之余，扶正以制寒饮，用之则体现全方正邪兼顾之特点。柳氏所云加用杏、菀、橘、桔，愚见当区别对待，本证因寒饮停滞而令胸膈阳气不舒，导致气机不畅，不单是肺气失宣，此处加用杏、菀，似有切题偏颇之感。而橘红、橘络等药行气燥湿，药性似较猛烈，略略有违"温药和之"四字之意，或可视病势轻重，投之一用。

案5　气滞胸中，阳气不舒

食入，则胸背痞塞作胀，噫气不舒。此阳气不通。宜辛通之法。

草蔻仁　半夏　桂枝　茯苓　干姜　炙草

诒按：此证亦与胸痹相似。

【赏析】

胸背之间是中上二焦所在，其气机升降有赖于阳气宣战推动。而胸背痞塞作胀是气机阻滞不通，阳气受束。食入则发，是脾胃本已为邪所扰，气机略有运行不畅，复经受纳水谷运化之际，升清降浊之气机便更为其所累，令升降失常，胃气上逆发为噫气。嗳气作胀成因颇多，泻心汤类方证所主皆可见之，旋覆代赭证亦可见之，肝郁气滞者也可见之，是故本案重在明辨证候。此病在中焦，以方测证，当是气机为痰湿所组，令气逆频频。此病治从太阴脾肺。

草豆蔻化湿消痞、行气温中、开胃消食，是健运脾胃之用；半夏辛温燥湿、降逆止呕，是对症之用；后四味药之组合，全部与前案相若。统观全方，其病机必有寒饮为患，但本案以噫气、作胀为主症，由气窒转为作胀是其气机不畅较上案为重，更有胃气上逆病机所在，是故依然用桂、苓、姜、草四味以制其邪，半夏降逆止呕，草寇仁用意与益智仁略有相似，但更加注重行痞结之中气，所以，愚见本案当与前案比较而细细体会个中差别。

脘腹痛门

案1　蛔厥气乱

蛔厥心痛，痛则呕吐酸水，手足厥冷。宜辛苦酸冶之。

川连　桂枝　归身　延胡　乌梅　川椒　茯苓　川楝子　炮姜

诒按：此乌梅丸法也。

【赏析】

蛔厥发病则气机为蛔虫所扰，令阳气不得四布而为厥，病发上热下寒，则见腹痛、呕吐酸水。因蛔得酸则静、得辛则伏、得苦则下，是故蛔厥之治，首推仲景乌梅丸之法。酸、苦、辛并用，以酸为主；寒热并用，以热为主；攻补兼施，以攻邪为主。

然本案于乌梅丸方之上稍作加减，去人参之甘壅、附子之辛温、黄柏之苦寒，却加用金铃子散、茯苓，立足肝胃。以用药反思，此患者病证当未见中虚寒热之象，而多见肝郁气滞之症。

案2　寒袭于肾，气机上逆

此肾厥也。心疼背胀，引及腰中。议用许学士香茸丸。

鹿茸　杞子　沙苑　大茴香　麝香

诒按：寒袭于肾，而气上逆，故用温养。胀及腰背者，督阳不用也。鹿茸温通督脉，麝香开泄浊阴，故以主为君。

【赏析】

心疼背胀病机颇多，此处却是病发于肾，阳气本已不足，复感其寒，病从下起，故谓之肾厥。气机上逆心胸则发为心疼背胀。腰本为肾府，病发于肾则腰为其所累，且腰背是诸阳经督脉所行，此处肾阳不足，则诸阳经阳气亦随之不足，所以发为背痛及腰。此处当以扶正为要，双治少阴、阳明。

许叔微《普济本事方》所载香茸丸有三：一为鹿茸、地黄、附子、麝香、沉香、苁蓉、当归、补骨脂；一为鹿茸、地黄、附子、麝香、沉香、苁蓉、当归、牛膝、泽泻、白芍、人参；一为鹿茸、地黄、附子、麝香、沉香、菟丝子。无论哪方，总不离鹿茸、麝香、地黄、附子、沉香入肾温补药味，是以本案用其温通温养方意。鹿茸一味《本草纲目》称：生精补髓、养血益阳、强健筋骨。意在少阴元阳，是治病之本；沙苑子、枸杞温补肝肾，壮实少阴之根；大茴香一味主治寒疝腹痛、胃寒呕吐，取本病之标；用麝香一味辛香走窜开泄为用，通周身所不行之阳气。故而元阳既足，经络又通，则寒邪自去，用温胃散寒一法治之，病情则不致反复。

案3　肝火乘胃

脉弦小腹痛，食后胃脘痛，上至咽嗌。肝火乘胃。宜泄厥阴、和阳明。

川楝子　木通　茯苓　甘草　石斛　木瓜

诒按：拟加延胡、山栀仁。

【赏析】

弦脉候肝，小腹是在脐下，为大小肠所属，《灵枢·本输》有云"大肠小肠，皆属于胃"，故此当是阳明所主。食后胃脘痛，是运化之时肝之疏泄不利，令胃气被遏而不畅故，气机不畅而发为疼痛，逆乱之盛，上及咽嗌。是以本证属实，为肝火犯胃，治当清泻肝火，疏肝和胃。

川楝子苦寒，疏肝行气止痛，是清肝泻火行气之首用，木通苦凉，泻火行水、通利血脉，为行气之辅用，相合主疏肝清热；木瓜平肝和胃，石斛素有止胃痛之效用，相合为用，意在止痛；茯苓、甘草两味，味甘淡以实中土，全方六药全为泄厥阴、和阳明所设。另如柳氏所说，可加用元胡、山栀，以行气止痛、清泻肝火。但需注意，山栀之用，"旧微溏者"当慎。

案4　肝木乘脾

心腹痛，脉弦，色青，是肝病也。

川楝子　归身　茯苓　石斛　延胡　木瓜

诒按：立方稳合。

【赏析】

肝，五行属木，在色为青，其脉为弦。症见脉弦，色青，当为肝所主。肝主疏泄，调达一身气机，疏泄失常，气之为滞，则发为疼痛，气机上下不通，痛及心腹。肝病之治，有虚实之分，《金匮要略·脏腑经络先后病篇第一》所立治法为肝虚之治，明显非此处所用，其所云："夫治未病者，见肝之病，知肝传脾，当先实脾。"此一说是通用治法，尤氏亦从之。治以疏肝行气调血为要，另加实脾药味。

方中川楝子、元胡疏肝行气止痛；茯苓培中土而利水湿，已病防传；石斛养肝胃之阴，归身养血止痛，木瓜平肝舒筋，和胃化湿，又有《日华子本草》载木瓜主心腹痛，于此处用木瓜一味，一是对症，二是有疏肝和胃之功，是点睛之笔。惟不解此处为何不用芍药一味，柔肝缓急止痛，仲景之方，多现此法，想是尤氏恐酸收有碍肝气条达。

瘕癖门

案 1　肝胆湿热，下注二阴

脐下积块，扪之则热，病者自言，前后二阴，俱觉热痛，其为热结可知。况自来之病，皆出于肝耶。鄙见非泄厥阴，不能获效。

龙荟丸五十粒酒下

【赏析】

《素问·举痛论》云："寒气客于小肠膜原之间，络血之中，血泣不得注于大经，血气稽留不得行，故宿昔而成积矣。"是故瘕癖一病，全在气血流行不畅，郁结为患。然郁结亦有寒热之分，扪之则热，是令人疑心有热。病者自言，前后二阴热痛，是内有实热。脐下积块，就病位而言，在大腹为脾所主。但终归是疏泄不利而令痰浊瘀血壅滞于此处，当责之于肝，《灵枢·经脉》云："肝足厥阴之脉，起于折指丛毛之际，上循足跗上廉，去内踝一寸，上踝八寸，交出太阴之后，上腘内廉，循股阴，入毛中，过阴器，抵小腹，挟胃，属肝络胆，上贯膈，布胁肋，循喉咙之后，上入颃颡，连目系，上出额，与督脉会于巅。其支者，从目下颊里，环唇内；其支者，复从肝别贯膈，上注肺。是动则病腰痛不可俯仰，丈夫㿉疝，妇人少腹肿，甚则嗌干，面尘脱色。是主肝所生病者，胸满呕逆、飧泄，狐疝，遗溺闭癃。为此诸病，盛则泻之，虚则补之，热则疾之，寒则留之。"由此可知厥阴肝经络前后二阴，其热痛自是来源于肝经无疑，下注前后二阴，令其觉热痛不已。是以治疗之法，当在行气活血之余，加用清热导滞之辈。法当清泄厥阴。方用龙荟丸，泻火通便。以酒辅之，以助气血通行，开郁散结。

龙荟丸所载有二：一为《杂病源流犀烛》卷二十二之龙胆草、芦荟、当归、广木香、黄连、黑山栀、黄芩、麝香。一为《脉因证治》上卷之龙胆草、芦荟、当归、木香、黄连、柴胡、青皮、大黄、川芎、甘草。因本案患者脐下积块已是有形，愚见当从《脉因证治》之方，以柴胡、青皮、大黄、川芎之辈行气活血，攻下通下积滞。

案2　血瘀气滞，胁络痹阻

络病瘀痹，左胁板实，前年用虫蚁，通血升降开发已效，但胸脘似是有形，按之微痛。前药太峻，兹用两调气血，以缓法图之。

醋炒延胡　姜黄　阿魏　桃仁　生香附　麝香　归须　为末蜜丸每服二钱

诒按：承前方来，虽曰两调气血，而仍以疏瘀为主。

【赏析】

左胁板实，是有形之邪结于胁下；络病瘀痹，当用化瘀通络之法，因病已成有形是故用药当峻。虫类药其性多咸软、辛散，可攻坚破积、软坚散结，以其蠕动走窜，可搜剔络中瘀血，推陈致新。然虫蚁之辈多有毒性，作用猛悍，辛温燥烈、易伤津液，有耗气伤阴之弊，不宜久服，是故此诊审查患者，见前次用药其效已见，而胁下按之微痛似邪仍未尽散，故仍当用通络散瘀之法，但当易其方药，以图缓攻。

方中延胡醋炒，活血散瘀，理气止痛，擅解胸胁、脘腹疼痛；姜黄破血行气，主胸胁心腹诸痛；阿魏理气消肿、活血散痞；桃仁活血祛瘀；归须活血通络。以上四味相合，共奏活血化瘀之功。加用香附统调周身气机运行，麝香一味，辛香走窜，通经开窍，引药透达病位。全方虽叠用活血化瘀之药，其所谓两调气血，即是行气活血之意，但其药性较之虫类破血峻攻和缓许多，况且以蜜为丸，甘缓药性，丸剂缓治，大减其攻伐之力，令患者不致难以耐受，由此可见遣方用药进退之处。

案3　邪积胁下，虚实夹杂

脉虚数，色白不泽。左胁有块杯大，大便小便自利。病在肝家，营血不和，此为虚中有实，补必兼通。

白术　归身　炙草　白芍　生地　茯苓　琥珀　广皮　桃仁　红花　沉香　郁金

诒按：方治亲切不肤。

【赏析】

金·张元素《活法机要》曰："壮人无积，虚人则有之，脾胃不足及虚弱之人，皆有积聚之病。"《医宗必读》亦谓："积之成也，正气不足，而后邪气踞之。"今证见精血亏甚，无以敛阳，阳气上浮，见脉数而虚，是久病营血受损；色白而不泽，是营血素虚，不得濡养润泽导致。胁下本为肝胆经脉循行，此处结块当为其所主，乃是病邪已成；大小便自利，是脾胃肺肾皆未受其扰，所以可知病情惟独在肝胆。其治当参《医学纲目》所云："故善治者，当先补虚，使血气壮，积自消，如满座皆君子，则小人自无容地也。不问何脏，先调其中，使能饮食，是其本也。"综上观之，虽实病在肝，亟需疏泄；然虚证在脾并及营血，先以平调脾胃为要，再以益营和血为治。痞块初成，则当行气活血化痰散结。虚实兼见，自当标本兼顾，补虚泻实，通补兼用。

方中用药，虚之一面，气血双补。白术、炙草扶中益气；归身养血；白芍敛阴；生地养阴清热，无熟地之滋腻助邪。茯苓一味，实脾利湿，以上五味同用，将成八珍之意。只是惟不见参、芎二药，度尤氏是有考虑本已血虚，不适合以血中气药川芎耗血动血；人参一味，或有助邪之弊端，但此处已经可见脉虚久病之示，扶正即是祛邪，以愚见似可用之。广皮合茯苓是有化痰行气散结之用。琥珀安神活血是与桃、红、郁金合而为用，活血散瘀。据《本草再新》所载，沉香可治肝郁、降肝气、和脾胃、消湿气、利水开窍，于此处行肝经郁滞正是合用。

案 4　湿积阻结，中气不和，升降不调

时病食复，至今不知饥饱，大便不爽，右胁之旁，虚里天枢，隐隐有形。此阳明胃络循行之所，多嗳气不化，并不烦渴，岂是攻消急驱实热之证耶。拟用丹溪泄木安土法。

小温中丸　如半月后有效仍以前法

诒按：此中焦湿积阻结之证。

【赏析】

时病应季节而发，多是外感得之，经治好转，当慎起居，节饮食，调养将息。今食后病复，是余邪未尽，与饮食相结，阻隔于中焦，脾胃运转不畅，则诸证皆生。胃不和降、脾不运化，是以不知饥饱；脾胃为食积所困，不得运化而湿生，更令大便不畅。虚里为胃之大络所过，与天枢皆是阳明胃经所统。应是余邪与湿食相结，令阳明经经气受阻，流行不畅，渐致瘕癖初成，隐隐有形。今患者并不烦渴，当是中焦病邪未有化热化燥，所以攻下之法，于本案无益。当是针对中焦湿食之邪，行气化湿、运脾消食，升降枢机之阻碍一除，则渐成之瘕癖可随之而消。

《丹溪治法心要》所载小温中丸，主"脾胃停湿，水谷不分，面色萎黄"，方中苍术燥湿健脾；川芎行气开郁；香附调畅气机；神曲健脾消食，理气化湿；针砂除湿利水。虽云"泄木安土"法，实则是行气化湿、健脾消食之法。本病临证首查病位，次审病邪性质，方能对证用药。柳氏所评甚为精当，确是中焦湿积阻结之证无疑。

案 5　郁火内伏，气血不通

左胁积块，日以益大，按之则痛，食入不安。凡痞结之处，必有阳火郁伏于中，故见烦躁口干心热等症。宜以苦辛寒药，清之开之。然非易事也。

川连　枳实　香附　川芎　神曲　茯苓　青皮　赤芍

诒按：胁块有形益大，则营络必窒，似宜荣通乃效。

【赏析】

胁下积块，当依照其病位而确定病位所在，当先考虑肝胆为病。今病势渐进，日益见大，按之则痛，是有形实邪渐成。食入于胃，则见不安，当是内有积热。因食入令脾阳运转，积热遂受其扰动，上冲作扰，是令不安。兼见烦躁、口干、心热，皆是内有积热之象。

症状明了之下可定病机，实邪在肝当用疏导之法，首用行气；食入不安并伴烦躁、口干、心热，是内有郁热，有热当用清热治法。用以辛散结，苦寒泄热，所以苦辛寒药的确对证，但惟恐患者发病日久，体虚正气不足，不耐攻伐，大概是言"非易事"之缘由。

方中川连苦寒清泄中焦积热；枳实协同青皮，下气散结，以破积聚；香附行气，川芎调血，是气血两活之治；神曲、茯苓健脾消食，化湿和胃，有扶中之意；赤芍一味，是凉血散瘀止痛意味所在。愚惟有一事不明，因积聚已成，何不酌用调血通络散结之类？

案 6　腑气不通

大腹右有形为聚，脉大，食入即作胀，治在六腑。

白术　茯苓　广皮　生香附汁　三棱　厚朴　草果　山楂

诒按：方以疏通气分为主。

【赏析】

大腹为脾胃所主，本案有积聚之形渐成，则应治在中焦。食入作胀，亦有脾虚不运之虑；《素问·脉要精微论篇》云："夫脉者血之府也。长则气治，短则气病，数则烦心，大则病进。"见此处脉大则邪实病进，当消其积。病案虽言之寥寥，但正虚邪实病机已见，当用祛邪扶正一法。因六腑以通为用，言治在六腑，即是治从疏导通泻。方中白术健脾燥湿；茯苓合广皮化痰治湿；香附一味得广皮之行，则行气效果更佳；三棱散瘀；厚朴燥湿行气；草果燥湿除寒，祛痰化食；山楂消食散瘀。

案中所载语焉不详，为何需用茯苓、厚朴？必定是有湿邪中阻，或见苔腻；为何用三棱破血？必是有形积聚有瘀血已成之征象；为何用白术？想必是因食入作胀而设，或因脾气虚弱、复被湿困。以上种种皆未为尤氏所载，恐以方测证知之。

案7　寒凝气滞，痰浊不化

心下高突，延及左胁有形，渐加腹胀。思正月暴寒，口鼻吸受冷气，入胃络膜原，清阳不用，浊阴凝阻，胃气重伤，有单腹之累，殊非小恙。

厚朴　草果　半夏　干姜　茯苓　荜茇　另苏合香丸一粒化服

诒按：寒邪闭于营络，放用温通，方中可加桂枝尖。

【赏析】

心下高突，延及左胁，为有形之邪结聚心下，其成因当具体对待。当时正值正月暴寒，所以即有寒邪伤阳之弊，口鼻吸入，则寒凝经脉，令气血流行不畅，其位在心下，是胃络膜原之处，假以时日，便是浊阴凝聚，发为积聚。案中未言病人有痛感，则应是实邪凝聚尚不严重，瘀血未成，所以方中为用活血散瘀之辈。

厚朴、半夏苦辛温燥湿下气，以化浊阴；干姜、草果、茯苓温脾阳以散寒利湿，以解中阳之困；荜茇味辛大温，为镇痛健胃要药，温中下气，主胃寒所致之腹痛、吐泻，直散膜原之寒邪。另有苏合香丸芳香开窍、行气解郁、散寒化浊为用，令药力通达上下，更增散寒化湿之效用。因此处是寒邪痹阻，可考虑温经通络，何不加桂枝等药？一则温经散寒，二则温阳化气，有利治湿，或令方效大验。

肿胀门

案1 湿阻气滞，升降失常

脉迟胃冷，腹胀，气攻胸胁，恶心少食泄泻。宜振脾胃之阳。

干姜　益智仁　半夏　厚朴　神曲　槟榔　川椒　茯苓

诒按：此温中调气法也。

【赏析】

腹胀一病，终归气滞、血瘀、水停所致，故当详辨病因方可中的。今病见腹胀，又见脉迟，因脉迟为寒，当考虑寒邪为患；胃冷一证，或外受其寒，或内失其温，需偕他证而辨，但终归不离温阳散寒一法。气攻胸胁，是中焦枢纽运转失常，浊阴不降而上逆，所以可并见恶心；脾阳不足，"清气不升，则生飧泄"，另有水湿不化而下注均是泄泻原因所在。中焦有寒，脾胃受纳运转皆不正常，所以少食。

此病腹胀，是气机不调所致，但究其原因所在，应是中焦有寒，所以应用温中之法，兼以平调脾胃气机。浊阴得降，脾阳复运，则恶心、泄泻可随之而消。兼用化湿之法，以除脾阳不运所致之积弊。

干姜是温中必用之药，益智仁双温脾肾；半夏一味，温中降逆，是对症之治；厚朴一药，如李杲所说"苦能下气，故泄实满；温能益气，故能散湿满"，此处用之降浊阴而除湿满，是两得之用；神曲健脾和胃消食化湿；槟榔破气下行，祛痰逐水，上攻胸胁之气；川椒芳香健胃、温中散寒除湿，正邪兼顾；茯苓培土利水以固中州。全方应是温中调气治湿合用之法。

本案虽是脾胃气机升降失常，但腹胀呕利全部可归咎疏泄失司，在此行疏肝理气之法，应有益于中焦气机运转，可酌加木瓜、香附等药，行气平肝化湿和胃。

案2　火衰土败，中气不运

命门阳衰，脾失温养，不克健运，食入辄胀，法当温补下焦。

肾气丸去肉桂，加沉香、椒目。

诒按：此补火生土之法。

【赏析】

命门之火是一身阳气根本，其火充实，则温暖周身，以火补土，温振脾阳，推动脾之运化，散精归肺，荣养周身；并以健运之势，通达上下，成其为升降运动的枢纽。若是命门火衰，则脾阳亦随之而不足，推动无力，健运不行，食入难消，发为腹胀。益火补土一法当为这种情况而设，诚如尤氏《金匮要略心典》所言："腹满时减，复如故，此为寒，当与温药……时减复如故者，腹中寒气得阳而暂开，得阴而复合也，此亦寒从内生，故曰当与温药。"

肾气丸取"少火生气"之意，温补下元，并加沉香降气温中，暖肾助阳；椒目性寒，治水肿胀满痰饮，以此等加减用法，疑是患者不仅下焦虚寒不得温中，并且还有中寒阳衰，令水湿痰饮不化而停聚为患，是以本方有标本兼治之意。

肉桂一味，暖脾胃，除积冷，通血脉，治命门火衰，实在不解何以弃之不用？有寒湿自可温阳散寒、化气行水，不知是否虑及与椒目同属辛散化燥太过？

案3　脾土湿热

湿热内陷太阴而成胀。

苍术　川柏　厚朴　陈皮　桑皮　木通　泽泻　大腹皮　草果仁

诒按：此专治脾土湿热，古方小温中丸亦可服。

【赏析】

此案以病机括证，值得推敲。《格致余论》曰："七情内伤，六淫外侵，饮食不节，房劳致虚，脾土之阴受伤，转输之官失职，胃虽受谷不能运化，故阳自升阴自降，而成天地不交之否，于斯时也。清浊相混，隧道壅塞，气化浊血瘀郁而为热。热留而久，气化成湿，湿热相生，遂生胀满。"太阴脾土，性喜燥而恶湿，容易为湿邪所阻遏，升清降浊失常，则发为腹胀；气机不运之间，便郁积化热。湿热中阻，以热邪与湿邪搏结郁蒸，在舌苔则必可见黄腻，热盛可见心烦，湿盛可见困重，尿必短赤。湿热于中焦为患，当分消湿热，主治其湿，湿去热孤，则诸疾迎刃而解。

方中可将用药分为三组，茅术、厚朴、陈皮、川柏，均为燥湿之品，但其中苦温燥湿药味偏重，苦寒燥湿仅见一味，可知湿重于热，当是湿邪久郁化热所致；木通、泽泻一组皆是利水之辈，以利其湿而另邪有出路，并可使热邪随小便而出；桑皮、大腹皮、草果仁一组，全是化湿行水为用，可助小便渗利。全方用药均是针对湿邪所设，寒凉燥湿之品少见，可知湿热之治，其重点在"湿"。

小温中丸一方中有苍术、川芎、香附、神曲、针砂等行气健脾化湿之辈，主脾虚不运，湿热积滞内蕴，应当是亦是以湿为主，兼有热邪。如诒按所言，可以投之一试。

案4　少阴阳衰，寒湿中阻

脉微迟，左胁宿痞，腹渐胀大，便溏溺少。此是浊阴上攻，当与通阳。

熟附子　远志　椒目　小茴香　泽泻　茯苓

诒按：此温通治胀之正法。

【赏析】

阳气不足则见脉微，复受寒邪所遏则见脉迟，是阳衰不通之示，法宜温少阴之阳，以"少阴之为病，脉微细"可知。胁下素有痞积，当通利疏导；便溏溺少则是阳衰不运，难制浊阴，气化不利，更令水湿停聚，所以腹渐胀大。此案有少阴阳衰之征，复有寒湿中阻之象，治当温阳化湿利湿。

方中熟附子一味，温振下焦少阴阳气；小茴香温中理气散寒，治在中焦；椒目、泽泻、茯苓意在健运利水渗湿，正应"通阳不在温，而在利小便"。惟独远志一味不得其解，《本经》云其："味苦，性温，主治咳逆伤中，补不足，除邪气，利九窍，益智慧，耳目聪明，不忘，强志，倍力。"又《名医别录》曰："主利丈夫，定心气，止惊悸，益精，去心下膈气，皮肤中热。"由此观之，似不对可用之证。后世因其化痰之效，多用在开窍之处；方中纳此一味，或是在扶正之余，去心下膈间邪气？温化之间，不妨加用术、桂一试。另有左胁宿痞一证，是素有肝胆疏泄不利，气机不畅，所以令浊阴不得疏导而停聚，何不酌加枳壳、大腹皮之类行气利水，兼顾为用？

案5　肝强脾弱，积食不消

脾气本弱，而更受木克，克则益弱矣，由是脾健失职，食入不消，遂生胀满；脾愈弱则肝愈强，时时攻逆，上下有声。半载之疾，年逾六旬，非旦夕可图也。

人参　茯苓　川楝子　楂核　甘草　木瓜　白芍　吴萸　橘核

诒按：此肝脾两治，而偏重于肝者，以其不特胀满，而兼有攻逆之证也。

【赏析】

此为脾病，兼受肝乘。本已经有脾虚失运，土壅不行，所以导致浊阴不化而内停，升降失调，气机痞塞，遂生胀满；肝木本为疏导脾土，今中焦为浊阴所壅塞，阴血化生不利而肝失濡养，导致升发太过，则是脾愈弱而肝愈强，气机逆乱，所以时时攻逆，上下有声。究其本因是脾虚之故，却以肝木乘土表现为甚，所以治当实脾调肝，以平肝为主，兼以实脾。

方中见有人参、吴萸二味，则成仲景吴茱萸汤之半。吴茱萸汤主肝胃虚寒，浊阴上逆。此处脾健失职诸症与之相符，食入不消，化生胀满，是有浊阴不化，上逆则发为攻逆有声，是以本病当有舌淡苔白滑，脉沉弦或迟。吴茱萸味辛苦而性热，归肝、脾、胃、肾经，既能温胃暖肝以祛寒，又善和胃以降上攻之逆，人参甘温益气健脾，以调脾胃，补虚温中之效；茯苓健脾利湿，与前药合用以治浊阴；山楂核擅治食积，可除食入不消；木瓜疏肝化湿和胃；川楝子、橘核行肝气；白芍与甘草相伍柔肝缓急，以制约肝强。全方合用，温脾化浊，疏肝缓急。

案6　肝郁脾虚，中虚湿盛

脉弦中满，病在肝脾。

人参　吴萸　木瓜　厚朴　广皮　半夏

诒按：此肝脾两治之正法。立方精简可法。

【赏析】

病案极简，虽知有腹满作胀、脉弦，其他症状略而未述，抑或仅见此症，却已可知为肝脾同病。脉弦为肝郁之象，中满为脾虚之征，疏泄不利，则中焦壅滞，由此可知具备肝郁脾虚证候，但详细病机需以方测证。

方药与上案有相似之处，人参、吴萸暖肝、温脾胃、降浊阴，是以当有中寒浊阴内生之忧；木瓜平肝化湿和胃，是以有肝郁而脾湿化生；厚朴、广皮、半夏苦辛温燥湿，是有湿邪偏盛。所以可知本证虽病在肝脾，却与上证不同，虽然两证皆是脾虚中寒，浊阴内生，前案中以肝强上逆为患，本案则以中虚湿盛邪实为病，所以治疗偏重则清晰可见，一者是以柔肝缓急为法，一者是以燥湿建中为治。

案7　脾湿不化，积热中阻

右关独大而搏指，知病在中焦，饮食不化，痞闷时痛，积年不愈，喉间自觉热气上冲，口干作苦，舌苔白燥。此脾家积热郁湿。当以泻黄法治之。

茅术　葛根　茯苓　石膏　藿香　木香

诒按：此痞满门中不常见之证，存之以备一格。

【赏析】

今诊脉独取寸口，并以寸关尺定三焦，以左右分脏之所属，右关独大是病在脾，而搏指知有。脾为太阴湿土，喜燥恶湿，邪实为患多为湿阻，更易与热邪相搏成郁蒸之势。本案喉间热气上冲、口干作苦、苔燥皆是热象；脾闷时痛则是中焦气机为湿邪所遏制，运行不畅。所以湿热中阻病机显现无疑。

钱乙《小儿药证直诀》所载泻黄散主脾胃伏火证，方中石膏、山栀泻脾胃积热；防风疏散脾经伏火；藿香叶芳香醒脾；甘草泻火和中。此处尤氏将此方略易，以葛根易防风泄胃经之火，如《本草汇言》云："葛根，清风寒，净表邪，解肌热，止烦渴，泻胃火之药也。"但本证湿邪郁遏尤甚，而热象较轻，所以去山栀之苦寒，加用茯苓、茅术燥湿运脾，并用木香一味行湿邪所壅塞之中焦气机。虽用泻黄之法，却以临证病机差异而灵活加减，当是所学之处。

本案虽用泻黄之法，但需注意大便是否得通。若喉中热，口干苦，舌苔燥转厚而干，又有大便不通，则当是胃肠燥结正成，可考虑承气汤之类通腑攻下，以泻热除积。

案8　气滞津停，蒸化为痰

脉证合参，乃气结在上，津不运行，蒸变浊痰，由无形渐变有形。徐之才谓轻可去实，非胶固阴药所宜。

白蔻　薏仁　杏仁　厚朴　枇杷叶汁　绛香汁

诒按：此方具有轻、清、灵三字之妙。

【赏析】

"轻可去实"之论为于徐之才所提，曰："轻可去实，麻黄、葛根是也。"尤氏意指此处是以扬轻抑浊、开上启下之品以治实证。但观其病机，本方恐非轻剂可胜任之病证。

此处虽详病机而略症状，却已知病机为气滞津停，蒸化为痰，所以病人当有胸闷脘痞、舌苔厚腻、咳吐痰涎等症。虽发病在气机不通，但津停化痰为现今当务之急，所以方药应该以化痰为主，行气为辅。本案所用之法却极似"宣可去壅",本为浊痰阻遏,壅塞不通,故用化痰燥湿之辈以治胸闷、呕恶等壅塞证。

本案方中以白蔻芳香醒脾;薏仁清热渗湿;杏仁开宣在上之气郁;厚朴燥化在下之痰浊;枇杷叶化太阴之痰;绛香汁则行郁遏之气机。方药上宣肺气,中化脾湿,气机畅则津液行,脾运复则湿邪消,以消导为要,痰浊一去,气机可通,上下宣畅,胀满可除。

案9　血虚肝旺,气机不调

劳郁交伤,营卫不和,胸中满痛,时有寒热。与六淫外感不同。治宜和养气血。

逍遥散

诒按:再增枳、朴等宽中之品,则更周到矣。

【赏析】

劳则耗气伤血,郁则气滞不行,是虚实夹杂之候,胸中满痛,是气郁为病,《素问·六元正纪大论》云:"郁之甚者,治之奈何?岐伯曰:木郁达之,火郁发之,土郁夺之,金郁泄之,水郁折之。"故治当以疏导为用;但见时有寒热往来一证,便知是病在少阳,是柴胡证所属。此处强调与六淫外感不同,是需要认识虚劳内伤之存在。如《证治准绳》所言:"脾胃居中心,肺在上,肾肝在下,凡有六淫七情劳役妄动上下,所属之脏气,致虚实胜克之变,过于中者,而中气则常先,是故四脏一有不平,则中气不得其和而先郁矣。更有因饮食失节,停积痰饮,寒温不适所,脾胃自受,所以中焦致郁之多也。"因此其治疗不仅仅以清散郁热为要,更需顾及中气。所以立法为和养气血,兼以疏利少阳。

于本证而言,逍遥散中柴胡、薄荷可疏泄肝经之郁热;当归、白芍养劳伤之营血;白术茯苓补益中土,复劳伤之气;又以炙甘草益气补中,缓肝之急;再有生姜温胃和中。由此可虚实兼顾,所用甚合。

柳氏言可加枳、朴宽中，是从疏利中焦郁滞考虑，用之则见效更速，只是病发于劳伤，营血不足，行气之品多偏刚燥，当予注意，总之务必以平调为要。

案10　脾运失健，升降失调

脾以健运为职，心下痞不能食，食则满闷，脾失其职矣。但健运之品，迂缓无功，宜以补泻升降法治之。

人参　干姜　半夏　茯苓　川连　枳实　陈皮　生姜

诒按：此方仿泻心法加味。

【赏析】

见心下痞，则知其病机乃仲景泻心汤所属，是因寒热错杂、脾胃不和、升降失常令气机不畅，痞塞不通。治以辛开苦降为法，脾胃和，则升清降浊自然复原，是谓升降之法。若气机痞塞不通，继而影响血津流布，则可导致他证继发。所以组方之前，当明察兼证，加减用之。痞满而不能食，是泻心汤本证之一，但食后则满闷，则是脾失健运，令中焦气机壅塞不同所致。当于泻心之法中，加入健脾促运之辈。

全方以半夏泻心汤为底，川连、半夏、干姜辛开苦降，为心下痞之必用。人参一味培护中气，补其虚以实脾土。去甘草、大枣、黄芩，则俱是仲景用药加减法之体现；于加减之处反推，病机或是寒热错杂，热轻寒重，正虚邪实，脾虚气滞。黄芩一味苦寒，脾阳已虚者用之，则更伤其阳，故去之；甘草大枣皆是甘温壅塞之辈，此处本已有食入则闷，气机升降不利，用之则可能令症状加剧，亦去之；因有脾虚失运，则致湿从中生，陈皮、茯苓燥利其湿，促其健运。枳实通利下气，并合生姜止逆，降泄其浊。于此，枢机可畅，诸症自消。

案11　肝强脾弱、中虚气逆

胁下素有痞气，时时冲逆；今见中满，气攻作痛，吞酸呕吐，能俯而不能仰。此厥阴郁滞之气，侵入太阴之分，得之多怒且善郁也。病久气弱，不任攻达；而病气久郁，亦难补养为掣肘耳。姑以平调肝胃之剂和之，痛定食进，方许万全。

半夏　广皮　川楝子　橘核　茯苓　青皮　炙甘草　木瓜

诒按：审察病机，至为精细，立方亦周到熨帖。

【赏析】

胁下素有痞气做冲逆之势，是有病在肝，气机失调成上逆之势；此刻见有中满为病，首先当考虑脾虚不运存在，气攻作痛是宿疾所致，并发吞酸呕吐则是肝木乘脾土之具体表现，能俯而不能仰是正虚之故。所以，本案病机是肝强脾弱、气滞中虚。

因本案患者病有宿疾，所以可见两难之势。不补，则中虚不耐攻达；补之，中焦则越发壅滞；况且气郁为病，补之更促其急。斟酌之下只能先行以平和之剂疏导气机，气机可行，则脾胃升降为之疏导复常，运化恢复，可化生气血，此刻再行调补，则可期痊愈。

半夏降逆止呕，川楝子性寒，疏肝行气，合用可治气攻作痛，吞酸呕吐；青皮、橘核行郁滞肝气，平调肝胃；广皮、茯苓制化水湿解太阴不运之困；木瓜平肝和胃化湿；炙草一味补益中气，调和诸药。全方以疏导为主，调和肝胃，不偏不倚，为疏利平剂。

案 12　胃阳不足，气阻痰凝，腑气不通

胃阳衰惫，气阻痰凝，中脘不快，食下则胀。宜辛温之品治之。

草果仁　厚朴　茯苓　半夏　甘草　槟榔

诒按：此湿痰阻遏中宫之证。

【赏析】

胃为阳土，受纳、腐熟水谷，经此精微方得游溢而出，受脾阳运化而行。其受纳腐熟全在胃阳为用，胃阳虚则寒，降纳失职，则导致饮食不化等症，

即是本案所述之"中脘不快，食下则胀"。胃本为燥土，胃阳盛则燥化得力，通降和畅；胃阳虚则燥化不及，传导失司，所以气为之而滞，痰由此而生，成为气阻痰凝。《临证指南医案·脾胃》有云："胃阳受伤，腑病以通为补，与守中必致壅逆。"所以本案以通腑为法，泻之为补。

方中草果仁入脾、胃经，燥湿除寒、祛痰化食，是辛温醒脾之用；半夏、厚朴皆是燥湿之品，以消痰浊；茯苓渗利水湿；有槟榔一味，降气破积，通利胃腑，令气机和降。全方所用是为化痰湿之阻遏，以通降胃腑气机，以此泻为胃阳之补。本案虽言胃阳衰惫，但以方药组成而看，其实脾虚不运之嫌更大，可否于此处加用桂枝，成苓桂温化之方底？

案13　湿热气闭

热结气闭，腹胀便难。

厚朴　杏仁　滑石　黄芩　大腹皮　茯苓皮　木通

诒按：此运中兼泄热法也。

【赏析】

仅仅以热结气闭，腹胀便难八字断证，则首推承气汤证，然观其用药，则发现思路大异，承气汤证必以痞满燥实等为要点，是因燥实内结于肠，腑气不通而气闭便难，发为腹胀。此处本案病因却不在燥实为患。

通览全方，仅有厚朴为行胃肠之痞结而用，其余诸药则全为清热化湿而用。黄芩一味内清中上之热；大腹皮、茯苓皮、木通、滑石所用都为渗利湿热下行于小便；杏仁一味，宣发肺气，肺气得利，气闭得宣，水道为之而通；水湿利于下，热为之而泄，自此热结气闭可除，腹胀得消。

本证与承气汤证大有不同，一为湿热气闭，一为燥热气闭，本案非用清热利湿化湿之法不得解，纯用苦寒泻下，湿邪不得去而病生反复，不可不察。

案14　脾虚湿盛

腹胀、面浮、跗肿，食不下，欲呕。脾虚受湿，健运失常。非轻证也。

茅术　茯苓　广皮　桑皮　木通　厚朴　泽泻　半夏　猪苓

诒按：此运中利湿法也。

【赏析】

腹胀、面浮、跗肿均是水饮停留之表征，当以化湿利湿，水湿为病，当究病发于何脏。肺调水道，脾土制水，肾主水，任何一脏失常，则发为水肿，需合他证以详辨。今兼见食不下，欲呕，知是中焦气逆所致，则可知起病在脾。脾运失司则可见食不下，此为本虚，《丹溪心法·水肿》曰："水肿因脾虚不能制水，水渍妄行，当以参术补脾，使脾气得实，则自健运，自能升降，运动其枢机，则水自行"，是故治当健脾；欲呕则是湿邪犯脾，令气机失调升降失常，上逆为呕，此为标实，《金匮要略·水气病脉证并治第十四》云："师曰：诸有水者，腰以下肿，当利小便；腰以上肿，当发汗乃愈"，故治当渗利。本处为本虚标实之证，当标本虚实兼顾，治以健脾化湿利水。

茅术、茯苓健脾化湿，健运中州；广皮、桑皮利水化湿；厚朴、半夏燥湿化痰；木通、泽泻、猪苓利水于下。全方健脾、化湿、燥湿、利湿齐用，以治标为主，湿去气机可畅，阳气得通，脾运自可复常，诸症得解。方具苍术、厚朴、茯苓、猪苓、泽泻，亦是平胃、五苓之半。今不多用党参等实脾之品，恐是因腹胀而恐补之愈滞。但跗肿此症，病位在下，是水湿停聚于阴位而成，所以此处可稍加通阳化气如桂枝等品，温经通络，兼以化气利水。

案15　脾肾两虚，湿热内壅

面黑，目黄，腹满，足肿，囊肿。湿热壅滞，从脾及肾，病深难治。

苍术　制军　厚朴　陈皮　木通　茵陈　猪苓　椒目　泽泻

诒按：邪机壅滞，正气已伤，故云难治。

【赏析】

色黑为水，属肾所主，是病及少阴，现水脏本色。又有目黄、腹满，此处是病发湿热，病位在脾。《类证治裁》云："因湿热浊滞，致水肿者，为阳水。因肺脾虚，致水溢者，为阴水。"今湿热脾虚并见，两水齐发，正虚邪实，治疗已属不易。峻攻其邪实则易伤正气，令虚更甚，不攻则水湿停聚，与热相搏，渐耗正气，是两难境地。而又见足肿、囊肿，皆是水湿停聚阴位，所以此处病情更深一层，由脾及肾，而称难治。

然治湿不利小便非其治也，权衡之下，依急则治其标，当背水一战，先消其邪实。湿热为患，先治其湿，湿去则标实可解，正气尚存则可望渐复，因此以利湿化湿为法，兼以通腑去积。方中苍术、厚朴、陈皮是行气燥湿之品，与制军相合，化湿之外尚可行胃肠积滞；木通、茵陈、猪苓、椒目、泽泻皆是利水渗湿之品，相合为用，药力指向专一，可期速效。此处虽有脾肾不足，但也不可妄行补益，否则即便用温阳之药温化水湿，也只会助长湿热，专一利湿令其自小便而出，则有助泄热。等湿邪尽去，气机条畅，再行温补，可图缓治。

案 16　肺气壅塞，气机上逆

卧则喘息有音，此肿胀，乃气壅于上。宜用古人开鬼门之法，以治肺通表。

麻黄　杏仁　薏仁　甘草

诒按：此兼喘逆，故专治肺。

【赏析】

本发病肿胀已有气机不利，卧之，则气机不畅更甚，病发于何处，何处便更为其所累，卧则喘息有音，是病在肺。肺脏主气，身居高位，通调水道，今有肺脏气机不利，失于肃降上逆则发为喘。上焦气机壅塞，位置不通，则水道通调失司，不得渗利膀胱，停聚周身，发为肿胀。《证治准绳·杂病·诸气门》有云："夫肺者肾之母，其气清肃，若果由肺盛生水，则将奉行降令，通调水道，下输膀胱，水精四布，五经并行，而何病肿之有？"因病在肺，所以以开鬼门之法治之，肺气得以宣畅，则水道通利，其湿自去，肿胀可消。

方用仲景名方《金匮要略·痉湿暍病脉证治第二》之麻杏薏甘汤，"病者一身尽疼，发热，日晡所剧者，名风湿。此病伤于汗出当风，或久伤取冷所致也，可与麻黄杏仁薏苡甘草汤"。方中用药只有四味，本为外感风湿所设，合本案却似为麻黄汤之变化，因无表证，仅是肺气不利，所以去桂枝之发表，留麻黄、杏仁以宣肺以平喘，开肺以利水；薏仁一味健脾利湿，协麻、杏利水之余，尚有实土之功；以甘草缓全方之药性，确实是标本兼顾之法。若是患者不耐麻黄之辛散，亦可更其他辛温宣发，通畅上焦胸膈气机之品。本案以仲景之法治之，果显老道。

案17 风湿相搏，水道不通

风湿相搏，面浮腹满足肿，大小便不利。

杏仁　苏子　厚朴　陈皮　猪苓　大腹皮　姜皮　木通

诒按：此表里两通法也。

【赏析】

风湿相搏之遣方论治，首见《金匮要略·痉湿暍病脉证治第二》所论："伤寒八九日，风湿相搏，身体疼烦，不能自转侧，不呕不渴，脉浮虚而涩者，桂枝附子汤主之。"病机即是风邪、湿邪侵入肌表筋骨，互相搏击令生病变。若风湿留于肌表，则身体疼痛不能转侧；若风湿滞留关节，则牵引疼痛，不能活动自如。治用桂枝附子汤散表中风湿。以桂枝之辛合甘草之甘，化阳以散在表之风；以附子之辛热，逐在经之湿；姜、枣相合，行营卫、通津液，以作和解。此本仲景所定之风湿相搏治疗之成法。

今患者病发面浮、腹满、足肿，皆是水停所致。上及头面，是风邪袭于阳位，挟水泛于上部；腹满是水道不通，水停于中部；足肿，则是水湿停聚，积于下部。纵观全症，是水湿停留全身，却不见风邪偏盛为患。所以同为风湿相搏，本案于桂枝附子汤证之偏重大有不同，本案以湿邪为重，桂枝附子汤证则偏于风邪，是以虽与桂枝附子汤证病因相若，然而病邪偏盛及病位有异，所以遣方用药之时，不得拘泥前论，当另立治法，应以利水消肿为主，兼以开肺散表。

杏、苏二味外祛风邪，兼以宣肺，通利水道；厚朴，苦温燥湿，运转畅达脾气，扶土以治湿邪；陈皮、猪苓、大腹皮、姜皮，方具五皮饮意味，偕木通皆是渗利之辈，令湿邪自小便而出。如此一来宣上、畅中、利下，表里两解，湿邪可去。本案虽言风湿相搏，治法却有大异，不可不察。

案18　阳衰气窒

肿胀之病，而二便如常，肢冷气喘。是非行气逐水之法所能愈者矣。当用肾气丸，行阳化水。然亦剧病也。

肾气丸

诒按：此病阳衰气窒，不治之证也。

【赏析】

患者病发肿胀，但肢冷气喘是关键提示所在，肢冷一症，可因阳气不通，失于温煦所致，也可因阳衰不得温煦所致；气喘，又有虚实肺肾之分，因为与肢冷并见，所以诸症病因在肾阳大衰，因此不得温煦，失于纳气。依照尤氏所言，以肾气丸为治，亦说明本证当是肾阳衰惫，不能治水，令水停而为肿胀，并且本病由肾及肺，发为气喘。《伤寒论》有云："少阴病，四逆，恶寒而身蜷，脉不至，心烦而躁者，死""少阴病六七日，息高者，死"。今病在少阴，肢冷喘促并见，是故诒按谓之不治。

病发为肿胀，需要考虑其病因所在，水饮停而发病为肿胀，则可见小便不利，因为土不制水，复有水道失于通调，水液停聚，不得向下转输而成小便，此种情况当利其水；若是胃肠气滞，腑气不通，并有实结宿食停滞于肠内，则传导失职而大便不通。今患者二便如常，所以可知以上两种病机皆不能概括之。又可见肢冷气喘等症。

病机如上所述，但疑问也随之而来。治水肿有三法，开鬼门、洁净府、去宛陈莝。以肾阳虚不能制水一证，仲景设真武汤以主治之，温阳利水，为洁净府之法。真武汤方中有四逆之半温振肾阳，白术、茯苓实土治水，芍药渗利小便，于本案确有可用之处，何不与肾气丸相合，改丸为汤，重剂投之？

头痛门

案1　胆热挟痰，上干清窍

火升，头痛，耳鸣，心下痞满，饭后即发。此阳明少阳二经痰火交郁，得食气而滋甚，与阴虚火炎不同。先与清理，继以补降。

竹茹　茯苓　橘红　炙草　半夏　羚羊角　石斛　嫩钩藤钩

诒按：案语分析病机，极其圆到。惟立方似未恰合，阳明药少，宜加知母、枳实。

【赏析】

凡痛证所在，无外两类，一为不通，二为不荣，即是虚实有别，为辨证首要注意之处。头痛耳鸣，未知其具体症状如何，不得妄断；因火升一句，可知有火热上炎；而得食则发，可知与中焦脾胃气机升降相关。少阳厥阴以疏泄为用，今有火热上炎，气机已然作乱，又经阳明痰阻气机，食后升降更加失常，气机痞塞，所以饭后即发。尤氏已经定论本病为阳明少阳痰火所致，是故此处症状当是耳鸣声大阵发如潮，头痛作胀甚剧，并见舌苔白腻等，自然与阴虚火旺上炎大有区别。阴虚火旺所致，应当为耳鸣如蝉，头痛绵绵，治当滋阴清热泻火。而本处治则则是化痰清热，潜阳泻火。

方中茹、苓、橘、夏皆是治湿之辈，意在重治阳明痰阻，以通升降气机；又以羚角、钩藤两味清泻肝胆之热，潜上逆之阳气；石斛甘淡微咸，性属清润，补中有清，防火热及燥湿太过伤阴；炙草一味调和全方。

柳氏所以言阳明药少，是因燥湿化痰者多，而清泄降气消痞者少，所以议加知母、枳实，知母擅清阳明胃热，枳实入足阳明、太阴，破气消痞，若病机是阳明气滞兼热，用之定当无疑。但此尤氏处虽言为阳明少阳二经痰火交郁，但其主症头痛亦值得推敲。若仅仅是头痛耳鸣，则应是少阳经所主，所以羚角、钩藤清泄肝胆火热实属正治；若见痛及前额，则有阳明胃热。痰阻气机需化痰行气，如此则胃痞可消，是以若加用枳实一味，或可速效。加用知母是可速清阳明之热。上药皆当根据详细症状斟酌用之。

若病证兼有阴虚火旺则显难治，阴虚火旺者必用滋阴清热治法，兼有痰阻气滞，则用药两难，清热燥湿化痰之品多为伤阴之辈，则阴虚火旺更甚，滋阴清热则又多助湿生痰。

案2　风火相煽，上扰清窍

头痛偏左，耳重听，目不明，脉寸大尺小。风火在上，姑为清解。

羚羊角　生地　甘草　菊花　丹皮　石决明　连翘　薄荷

诒按：此内风而兼外感者。故清散兼施。

【赏析】

头痛偏于一侧应是胆经所主；寸、关、尺候人之上、中、下三部，寸大，可知有邪在上；耳重听、目不明皆有虚实之别，一句风火在上，可定调而论。当是实热为患，上干经络，壅塞不通，所以耳发为重听，目发为不明。上部火热，当以火郁发之为法，治以辛散清解。

方中菊花、薄荷清泻肝经火热，与连翘一味相合，外散风热；羚羊角、石决明能潜镇上浮化风之阳，是以可知患者虽是风火在上，不单单是外感所致，亦由内风为患；生地、丹皮清热养阴，在潜镇之余养阴以制阳亢。只嫌菊花、薄荷两味力稍不足，若想祛风散热速效，亦可酌加桑叶、蔓荆等品，以发郁火。

但看所有症状，尺小二字不得忽略，尺部候下焦肝肾，小主诸不足，是以有虚在下；今见头偏痛、耳重听、目不明，皆是可虚可实之证，虽然说风热在上，也未能断言定无正虚存在。见方中用羚、决、地、丹，则知有阴虚阳亢化风为患。因此，脉证必当合参方得见病机全貌。

案3 风热上扰

风热上甚，头痛不已。如鸟巢高巅，宜射而去之。

制军　犀角　川芎　细茶

诒按：此虽前人成法，而选药颇精简。据此则大黄当用酒炒，以使之上行。

【赏析】

《素问·骨空论》有曰"风为百病之长"，往往易挟其他外邪为病。且其轻扬开泄，易袭阳位。热为阳邪，其性炎上，所以此处即是风挟热邪中于头部经络而上扰清窍，则应见故头痛而胀。此处头痛难耐，应是热邪偏盛，应可更见面红目赤等证。治疗上则应以清热为主，兼以祛风，更需防止升散太过。

方中犀角清热、凉血、解毒，大黄酒制，可因酒性而上行，善清上部火热，二者合用直指上部火热之邪；川芎行气开郁，祛风止痛，为血中气药，上行头目，为治诸经头痛之要药，祛风活血而止头痛；细茶同服，取其苦凉轻清，清上降下，既可清利头目，又能制诸风药之过于温燥与升散，使升中有降，亦为佐药之用。全方取川芎茶调之意，但用方精简，意在速效。头痛虽是风热所扰，但仍是气血流行不畅所致，似可于方中略加通络之品，如地龙、全蝎等。

肢体诸痛门

案1　风中经络，内挟肝火，血热阻络

风邪中入经络，从肩膊至项强痛，舌干唇紫而肿，痛处如针刺之状。此是内挟肝火，不宜过用温散，惟宜养阴熄肝火而已。

羚羊角　细生地　甘菊　黄芩　钩藤　秦艽　丹皮

诒按：因唇紫舌干，故知内挟肝火。方中黄芩，不若山栀为当。

【赏析】

风为阳邪，其性升发，易袭阳位，风邪入络，则令气血痹阻、运行不畅，则肩膊至项强痛。今见舌干，是为热甚；唇紫而肿则是血分热盛，痛如针刺，是络脉不通。此病机应是外中风邪，内有肝经阳亢火炽，血分热甚。所以治当外散风邪，内熄肝火，并清血分之热，凉血散瘀。

方中秦艽一味归肝、胆经，祛风湿、舒筋络、清虚热，于此处以散外风；甘菊、黄芩合用，内清肝火；羚角、钩藤相伍，取熄风潜阳之用，令亢阳得制；细生地、丹皮皆是入血分之药味，善清营血分热，并散瘀血。全方用药与病机符合，应可获效。本案一句"内挟肝火"是明示之处，否则羚角钩藤二味熄风之法定当会被忽略。黄芩主治少阳胆火，用于此处脏病腑治亦未不可，只是疑问为何不用栀子、夏枯草等清泻肝火之辈更加直接？

案2　络虚血热

项背痛如刀割。治宜养血通络。

桂枝　钩藤　白芍　知母　羚羊角　阿胶　炙草　生地

诒按：拟去知母，加归须，刺蒺藜、丝瓜络。

【赏析】

痛如刀割当是实邪为患，若是病纯为虚，不得濡养，当是其痛绵绵，或有麻木。本案症状言之甚简，之言治宜养血通络，具体当以方药中求其所在。桂、芍、草三味是桂枝汤之方意所在，营卫双调；阿胶一味滋阴润燥、养血通络；羚羊角、钩藤可清透经络热邪；并有生地、知母相合为用，以清热凉血。方药所主病机当为经络失养，复有热邪阻于络脉，病及营血。统观全方又有《金匮》桂枝芍药知母汤之方意，是以可知营卫不和，兼有热象。所以此处疑问甚大，似非尤氏所言纯用养血通络可治。

柳氏依治法行加减变化，加用归须、丝瓜络等品活血通络，但本案所述仅见项背疼痛，却未提舌象脉象，何以得知本病无热邪为患？知母苦寒润燥泻火，此处与生地合用，是清泄火热之意，况且其痛如割，应是实热为患，有何弃之之理？若是尤氏补述有疏漏之处，则此加减法定有不当。

案3 太阴风湿，络瘀渐成

身半以上，痛引肩臂，风湿在于太阴之分，行动则气促不舒，胸肤高起，治在经络。

大活络丹

诒按：拟用旋覆新绛汤送下。

【赏析】

《灵枢·经脉》云："肺手太阴之脉，起中焦，下络大肠，还循胃口，上膈属肺，从肺系横出腋下，下循臑内，行少阴、心主之前，下肘中，循臂内上骨下廉，入寸口，上鱼，循鱼际，出大指之端；其支者，从腕后直出次指内廉，出其端。是动则病肺胀满，膨膨而喘咳，缺盆中痛，甚则交两手而瞀，此为臂厥。是主肺所生病者；咳，上气喘渴，烦心胸满，臑臂内前廉痛厥，掌中热。气盛有余，则肩背痛，风寒，汗出中风，小便数而欠，气虚则肩背痛寒，少气不足以息，溺色变。"今本案中症见痛引肩背而兼有胸闷气促不舒，明显是手太阴肺经病状，病因如尤氏所言为风湿客于经络，是故治从太阴。若是风湿客于太阴经络，其治可用祛风化湿、微汗兼渗利之法。但于此处却用大活络丹，想是患者多兼有其他病证。

大活络丹出自《兰台轨范》，全方用药五十味，调理气血，祛风除湿，活络止痛，化痰熄风，为攻补兼施之剂。今合用此方，想是患者在外感风湿，经络不通之外，尚有气血不足，是以丸药缓治。而所言胸肤高起，则或是有痰浊闭阻于此，治疗兼用化痰之法。旋覆新绛汤出自仲景《金匮要略·五脏风寒积聚病脉证并治第十一》，散瘀通络，想此处极似痹阻已久，经络当有瘀血渐成，合用此方确实恰当。因大活络丹中已有肉桂，于此处则附议桑枝一味，尤擅横走肢臂，既祛风通络而利关节，有治风湿肩臂痛，在可用之列。

案4　火土两衰

脾肾寒湿下注，右膝肿痛，而色不赤，其脉当迟缓而小促，食少辄呕，中气之衰，亦已甚矣。此当以和养中气为要，肿痛姑置勿论。盖未有中气不复，而膝得愈者也。

人参　半夏　木瓜　炒粳米　茯苓　广皮　益智仁

诒按：议论明通。

【赏析】

肾主水，脾土主制水，皆须阳气充足，方能运转制化，右膝虽肿痛，但其色不赤，可知并非热痛，所以可以印证是为寒湿下注，收引不通而痛。脉迟缓示人以寒邪为患，食少辄呕为中焦有寒所致；促脉主阳盛热结，气血、痰饮、宿食停滞，亦主脏气虚弱，阴血衰少，印证之下则可归纳一点，即为中阳虚衰已甚。脾土为后天之本，气血生化之源，是故诸病调治，应以脾胃为先，和养中气为要。脾土实，则正气可复，寒湿可除，膝痛可随之而解。

方中人参、粳米益脾建中；益智仁温暖脾肾，摄涎化痰；茯苓、半夏、广皮温化痰湿；木瓜除湿，兼以舒筋活络，是以全方以建中气为要，同时运化痰湿，以解脾困。中寒呕逆，亦可依伤寒吴茱萸汤之法，酌加吴茱萸于方中。本案病机有脾肾寒湿下注，又有瘀血，愚见可酌加温经活血通络之品，如桂枝、肉桂、牛膝等品。尚可加用祛风化湿药如秦艽等，标本兼治，以助其效。

案5　督脉风冷

背脊为督脉所过之处，风冷乘之，脉不得通，则恶寒而痛。法宜通阳。

鹿角霜　白芍　炙草　桂枝　归身　半夏　生姜　南枣

诒按：方中半夏无所取义。拟再加杜仲、狗脊以通阳。

【赏析】

脊背受风，是因为风性开泄易袭阳位所致，脊背为太阳所循行，督脉统领人体一身之阳气，受风邪所袭，腠理开，邪气因入。风邪善挟其他六淫之邪为患，此处风寒同犯，脊背处阳气运行不利，则发为疼痛，因有寒邪所感，阳气为其所遏，则见恶寒疼痛并见，所以治当温经散寒，祛风通络。

是以尤氏以桂枝汤方为底，解肌祛风，调和营卫，通行背部阳气，如此则风寒可散，阳气可行，一身恶寒疼痛自去；加当归，意在养营通络；鹿角霜是为温振阳气所设。所有用药是围绕温通而择。因风寒病在脊背，酌加羌活之类外散风湿之品亦未尝不可。半夏一味于此似与诸证不符合，恐尤氏有言之未尽之处，若是见有痰饮寒湿兼夹，则用之毫无疑问。本病本是外感风寒所致，未见太阳中风征象，却见恶寒背痛，若是拘泥仲景条文，但见恶寒体痛而用麻黄汤，则失于变通。此处用桂枝汤却显机变灵活，更有杂病可纳六经为治之意。柳氏所议加用杜仲、狗脊补益肝肾，温振阳气，有扶正之效，治病求本，愚见赞同，可投一试。

案6　血虚风乘，络闭瘀痛

身痛偏左。血不足，风乘之也。

半夏　秦艽　归身　广皮　茯苓　丹参　川断　炙草

诒按：案只一二句，却有简逸之致。

【赏析】

言血不足而身体痛，则当养血活络；有风乘之，则当外散风邪，祛风之品，多辛香刚燥，容易耗伤阴液，所以其治疗当扶正祛邪兼顾。然而观其方药，则感觉与此病机大异。方中用秦艽一味祛风；当归一味养血；另加半夏、茯苓、广皮一类燥湿化痰之品，明显是有痰饮为患；丹参、川断一组，皆能活血散瘀，且川断更可补肝肾、强筋骨以扶正，是以可知病者当有瘀血阻络兼肝肾不足。

全方所用，着重在燥湿化痰，其次为活血散瘀，再次为养血祛风。由此可知其病机当为痰瘀阻络，令半身偏痛，又有血虚肝肾不足，复感外风。痰饮阻络当以化痰为先，痰去气机方得畅通，疼痛可解。痰饮之治，应以"和"为法，所以不得妄用祛风药物，耗伤阴液。痰瘀一去，脉络得通，气血流行，则可逐风于外，身痛得解。

案7 肝郁气滞，络脉瘀阻

久咳胁痛，不能左侧。病在肝，逆在肺，得之情志，难以骤驱。治法不当求肺，而当求肝。

旋覆花 丹皮 桃仁 郁金 新绛 甘草 牛膝 白芍

诒按：审证用药，巧力兼到。拟再加青皮、桑皮、紫苏、山栀、瓦楞子壳。

【赏析】

《素问·咳论》云："肝咳之状，咳则两胁下痛，甚则不可以转，转则两胠下满"，久咳虽然伤肺，然胁痛为气机不畅所致，病在其左，不得侧卧，又因肝气左升肺气右降，是以并在厥阴。肝病在前，导致气机逆乱，之后反侮于肺，所以作咳。即所谓"病在肝，逆在肺"。凡肝经气机逆乱，多与情志相关，起病日久，所以难以速见其效。治病当求其本，所以治咳从肝，以疏肝解郁，调畅气机为要。

本方立方以仲景《金匮要略·五脏风寒积聚病脉证并治第十一》旋覆花汤为底，以疏肝行气活血化瘀为法，法化裁，方中旋覆花降气消痰，制气逆之咳，为治标之用；丹皮、桃仁、郁金、新绛俱是凉血散瘀之辈，与牛膝相伍，通经活络；甘草、白芍所用，是芍药甘草汤之意，是为取其缓急止痛之效。本案虽言其病在肝，但全方所用，重在散瘀通络，疏肝行气药味则少见，想来是病程已长，久病入络，所以治以通经活血。由此观之，患者病所应不在气滞，而在血瘀，所以柳氏所拟加减之药味，意在行肝气以助散瘀血，但取一二味用之即可，全用则显冗杂。

案8　阴不偕阳，肝气不达

胁疼遇春即发，过之即止，此肝病也。春三月肝木司令，肝阳方张，而阴不能从，则其气有不达之处，故痛；夏秋冬肝气就衰，与阴适协，故不痛也。

阿胶　白芍　茯苓　丹皮　茜草　炙草　鲍鱼汤代水

诒按：朴实说理，绝无躲闪。方用胶、芍、鲍鱼，滋肝配阳，亦觉妥帖易施。

【赏析】

《素问·四气调神大论》曰："春三月，此谓发陈。天地俱生，万物以荣。"其意义即在春季应肝木之疏泄，阳气之初升。今有胁疼应春而发，过之即止，则知其病在肝。其病若纯虚，则应春季之阳气生发，虚则实之，病势当见缓解；此处逢春即发，则当是以其阴虚阳亢之变，携春季阳气生发而发病，阴阳不协则疏泄失调，气机不畅，发为胁痛。过其时则肝气衰，阴阳平调则不作痛。

所以本案所用是养血平肝之法，补不足之阴血以濡养肝体。阴液足则阳有所附，行而不亢，阴阳和谐。方中阿胶、白芍、鲍鱼养血敛阴平肝，滋阴以潜阳，治病求本；丹皮、茜草凉血散瘀通络以止痛；茯苓健脾渗湿，可佐制方中滋腻；炙草调和诸药。全方药简意精，配伍妥当。只是见丹皮茜草都是凉血、止血、散瘀之品，臆度病人或因阳亢运行太过有动血之虞，抑或有瘀血初成。

案9　水不涵木，风气乘虚

风气乘虚入于肾络，腰中痛引背胁。宜寄生汤补虚通络祛风。

生地　归身　黑大豆　独活　山药　白蒺藜　杜仲　炙草　桑寄生

诒按：立方妥帖，层折俱到。

【赏析】

《素问·脉要精微论》:"腰者肾之府,转摇不能,肾将惫矣。"此处因风气入于肾络,导致脉络不通,令腰痛及背,其起病之原委在于表虚不固,但其根本却在肝肾亏虚而正气不足,此刻病邪已入于络脉,则不得用固表等法,只宜祛风通络散邪,并以补益肝肾。独活寄生汤主肝肾两亏、气血不足,复有风寒湿邪外侵所致之腰膝冷痛、酸重无力,本证是虚实夹杂之候,用之的确对证。

方中桑寄生补肝肾、强筋骨、祛风湿,实属诸药之首,独活一味与之相合,祛风外达,并止腰背之痛;生地、归身滋养阴血,以补肾精;山药平补三焦,黑大豆味甘,性微寒,入脾、肾经,补肾益阴、健脾利湿,二者合用以补正虚;白蒺藜、杜仲平肝补肾,以固其本;炙草调和诸药。

独活寄生汤祛风通络,补虚止痛,但其中祛风之药较多,祛邪较甚;而从本案方药加减来看,是正虚而邪不实,是故弃用秦艽等散寒止痛之品,而加用黑豆、白蒺藜、炙草以补虚为要。另因两胁是肝胆所属,亦可加用行气通络之品,以通制痛。

案 10　下元不温,痰浊内生

脉数、耳鸣、吐痰,天柱与腰膝酸痛,两足常冷。病属阴亏阳升。法当填补实下。

熟地　鹿角霜　菟丝子　山药　萸肉　杞子　龟板胶

【赏析】

少阴太阳互为表里,少阴经气不足,经络失养,则会里病及表;天柱本为膀胱经穴,其不受荣养则可见酸痛,此处与肝肾不足之腰膝酸痛并见,明显是少阴不足所致;两足常冷更是下元火衰使然。此处兼间脉数,则不是有热,而是虚阳上越之征象,所以耳鸣也必定是绵绵如蝉。治当温补下元。

本方取右归丸之方底,补命门之火。熟地、山药、萸肉三味是六味之半,三补之用，填精补髓，固护少阴之本，使阳有所附；鹿角霜、菟丝子温振肾阳，以暖双足；枸杞温补肝肾，以缓治腰膝酸痛；龟板胶一味滋阴潜阳、益肾养血，引浮越虚阳入阴之余尚可补益肾精，全方纯补而无泻，想是病人体虚已极。因有见吐痰，愚思可仿地黄饮子组方，加石菖蒲一味，化痰活血通络，还可略减滋腻生痰之弊。另因阴亏而阳气升浮，还可加牛膝等品，引阳气下行。

诸窍门

案1　风热久蓄，壅塞清窍

风热蓄于脑髓，发为鼻渊，五年不愈，此壅疾也。壅则宜通，不通则不治。

犀角　苍耳子　黄芩　郁金　杏仁　芦根

诒按：既欲其通，则辛夷、白芷，似不可少。

【赏析】

鼻渊一疾，可见诸古籍。《素问·气厥论》曰："胆移热于脑，则辛頞鼻渊。鼻渊者，浊涕下不止也。"《素问·至真要大论》曰："少阴之复，甚则入肺，咳而鼻渊。"沈金鳌谓此病："由风寒凝入脑户，与太阳湿热交蒸而成。或饮酒多而热炽，风邪乘之，风热郁不散而成。"是故观鼻渊之病机，来源有三，一是肝胆之热上犯于脑；二是外感病邪，蕴热犯肺，循经上蒸于鼻；三是湿热之邪上犯于鼻。

本案为外感风热未解，遂病势迁延，蓄于脑髓，五年不愈则使气血壅塞不通，故尤氏称此壅疾也。既有壅塞不通，则当以宣通为主，则郁邪可祛，气血可和，可期而愈。

方中用犀角一味，归心、肝经，清热凉血解毒，直指久郁之热；苍耳子是通鼻窍之要药；黄芩可清宣肺之郁热；郁金行气化瘀、活血止痛，散久病之壅滞；杏仁苦温宣肺，止咳平喘，以利鼻窍；芦根清肺热，利小便，使热从下出。全方之重点在清郁热，其次为通鼻窍、散瘀滞、开肺气。虽然治疗鼻渊之药不少，如辛夷、白芷、细辛等，皆是辛温散邪之辈，此处已久病化热，故不可多用，欲求速效，可酌加细辛一味。愚见似亦可加薄荷一味，辛凉清解之余，可散肺热。

案2　肺热闭阻，耳窍不聪

肺之络会于耳中，肺受风火，久而不清，窍与络俱为之闭，所以鼻塞，不闻香臭，耳聋耳鸣，不闻音声也。兹当清通肺气。

苍耳子　薄荷　桔梗　连翘　辛夷　黄芩　山栀　杏仁　甘草　木通

诒按：语云耳聋治肺，观此信然。

【赏析】

肾开窍于耳，肝胆经络入于耳中，为世医皆知，是故每逢耳疾，多斥之于肝肾。耳聋耳鸣等病，非只论治于肝肾，更需要明了其周边络属，经脉循行。据《灵枢》所载，手足三阳经直接循行于耳周，六条阴经虽不直接入耳，但均通过经别与阳经会合，故有《灵枢·口问》篇云："耳者，宗脉之所聚也。"是以五脏六腑皆可能令耳窍不通，非独肝肾也！辨证论治之时，必思考周全，方能得心应手。

问诊之时当详问病史，知道是肺受风火，久而不清，为此疾所累，令清窍不通，鼻为之塞，所以香臭不闻。母病及子、络属相连，则发为耳聋。《证治汇补》言："肾窍于耳，而能听声者，肺也。因肺主气，一身之气贯于耳故也。凡治耳聋，必先调气开郁。"治当标本兼顾，清热宣肺，兼通二窍。鼻窍得通，则耳窍可随之复聪。

方中苍耳子、辛夷宣通鼻窍；薄荷疏风散热，清肺经风热；桔梗开肺，载药上行；连翘清热解毒，散结消肿，与黄芩、山栀合用，上清肺经之热；杏仁宣畅肺气；木通清热利尿，活血通脉，一可通受阻之耳周络脉，二可走膀胱经，泄腑实，令热从下出而助耳窍得通；甘草一味调和诸药。综上观之，

133

本案真可拓展耳聋证治思路。

案3　风木化火，干于清窍

少阳之脉，循耳外，走耳中。是经有风火，则耳脓而鸣。治宜清散。

薄荷　连翘　甘菊　芍药　黄芩　刺蒺藜　甘草　木通

诒按：案既老当，方亦清灵。

【赏析】

《证治汇补》言："肾窍于耳……凡治耳聋，必先调气开郁。其次，风为之疏散，热为之清利，虚为之补养，郁为之开导。然后以通耳调气安肾之剂治之。"今有患者病耳脓而鸣，肾气结热则耳脓。当行疏散开郁清利之法。

少阳之脉，其支者，从耳后入耳中，走耳前，至目锐眦后，是谓环耳而行。故胆经有热，循经上炎之时，则发为耳疾，耳鸣必为声大按甚。今耳中有脓，是有火热内蕴，是以治从少阳，以泻肝胆之法，治疗耳窍之病。

方中薄荷、甘菊清疏肝胆；连翘、黄芩清上部火热；芍药用之以合黄芩，有取黄芩汤清泄胆火之意；刺蒺藜泻肝火，消痈疽，散疮毒，破耳中之脓；木通泄热下行；甘草调和诸药。本案治疗组方均是清透之品，但部位明晰，有的放矢，以黄芩汤法治疗更有古义，可见所学底蕴。

案4　虚火上炎

肾虚齿痛，入暮则发，非风非火，清散无益。

加减八味丸　每服三钱盐花汤下

诒按：立方精到。

【赏析】

夫齿者骨之精华，骨乃肾之所主。人肾气强则齿自坚，肾气衰则齿不养，即发为痛。入暮即发，是受经气流行所影响。暮为酉时，为少阴肾经经气旺盛流行之时，此时若是有阴虚虚火上炎，则随经气而上犯，发为牙痛。若是如此，则知牙痛非受风所致，亦不是胃经实热上犯，因此清散之法俱不堪用。

今方用加减八味丸，每服三钱盐花汤下是以咸味入肾，引药入少阴之意。《证治准绳·杂病》曰："肾经虚热而痛者，六味丸补之。肾经虚寒而痛者，还少丹补之，重则八味丸主之"。因据前代医书所载，加减八味丸种类甚多，各有不同，愚见可取张景岳《景岳全书》之陈氏加减八味丸，"即前六味丸加肉桂两，五味子四两炒用。"主"治肾水不足，虚火上炎，发热作渴，口舌生疮，或牙根溃蚀，咽喉疼痛，寝汗憔悴等证"，因本案为虚热上扰，愚见或可以其为底，加用牛膝、石斛，滋养肾水，引虚热下行。

脚气门

湿阻气滞，厥阴之邪，逆攻阳明

厥阴之邪，逆攻阳明，始为肿痛，继而腹疼，胸满呕吐。此属脚气冲心，非小恙也。拟外台法治之。

犀角　槟榔　茯苓　枳实　杏仁　橘红　半夏　木通　木瓜

再诊：半夏　木瓜　广皮　芦根　枳实　茯苓　竹茹　枇杷叶

诒按：脚气一证，前人归入类伤寒中：必憎寒壮热，病与伤寒相似，甚则有冲心之患，敢谓之重证。《外台》有大犀角汤及风引汤，后人有鸡鸣散等方，均为专治脚气之重剂。乃今时所谓脚气者，则以脚膝酸软而肿者，谓之湿脚气，不肿者，谓之干脚气，专用防己、木瓜、牛膝、薏米等风湿之药治之。与前人所称者，大相径庭。学者不可不辨。

【赏析】

脚气一病论治详述首见于隋巢元方《诸病源候论》，认为"皆由感风毒所致"。后《千金要方》对其证治成因所论，不越于矩，"夫风毒之气，皆起于地，地之寒暑风湿，皆作蒸气，足当履之，所以风毒之中人，也必先中脚，久而不差，遍及四肢腹背头项也"，及自《普济方·脚气门·干湿脚气附论》论干湿之别："夫干脚气者，由肾虚房事不节，或当风取凉，卧不覆足，或行立湿地，或夏月以冷水洗脚，腠理开疏，风邪气搏于脚膝，入于经络，血脉痞涩，皮肤顽痹，胫弱枯细，日夜酸疼，饮食减少，肌体羸瘦，心腹气滞，大便不通，风毒上攻，心神烦闷，四肢无力，其候，脚膝不肿，故名干脚气也"，其治多从宣壅化湿，和营清热；"夫湿脚气者，由体虚当风卧湿、醉后取凉、风湿毒气，卒搏于脚膝之所致也。此皆由肾虚。膀胱宿有停水，经络痞涩，不得宣通，即先肿满，渐攻心腹，毒气不散，遍入四肢。"

其治当祛湿为主。无论分型为何，皆须治从祛湿，是以《医学正传·脚气》载："故为治者，宜通用苍术、白术之类以治其湿，知母、黄柏、条芩之类以去其热，当归、芍药、生地黄之类以调其血，木瓜、槟榔之类以行其气，羌活、独活以利关节而散风湿，兼用木通、防己、川牛膝之类引药下行及消肿去湿。"

脚气冲心一证则首见于《外台秘要》，由于邪毒上攻心胸所致。书中所载方药甚多，本案所见肿痛之证，用药可参脚气肿满方；腹痛胸满作呕，可参心腹胀急方，亦可参脚气冲心烦闷方。本案首诊之方从外台之法，其所治病情偏热冲心者，多用犀角，即喻"心有灵犀一点通"之意，以犀角一味入厥阴、阳明，凉血定惊，阻上冲之势；再以苓、夏化湿祛湿于中；枳实、杏仁、木通疏导气机渗利于下；木瓜、橘红、槟榔行气祛湿。全方诸药相合，以治湿为本，平冲为标。及再诊之时，方中去犀角一味，想是脚气上冲以得遏制；进而于此处更行渗利治湿之法，意在治病求本，以防再发。

遗精门

案1 脾家湿热，下扰精室

遗精无梦，小劳即发，饥不能食，食多即胀，面白唇热，小便黄赤。此脾家湿热，流入肾中为遗滑，不当徒用补涩之药；恐积热日增，致滋他疾。

草薢　砂仁　茯苓　牡蛎　白术　黄柏　炙草　山药　生地　猪苓

诒按：此等证，早服补涩，每多愈服愈甚者。先生此案，可谓大声疾呼。

再诊：服药后遗滑已止，唇热不除，脾家尚有余热故也。

前方去砂仁、黄柏，加川连、苦参。

诒按：唇热属脾。

【赏析】

《素问·六节脏象论》曰："肾者，主蛰，封藏之本，精之处也。"《类经》亦云："肾者，胃之关也，位居亥子，开窍二阴而司约束，故为主蛰封藏之本；肾主水，受五脏六腑之精而藏之，故曰精之处也。"故而遗精一病，多责之于肾，病机是封藏不利。但究其原因，多是相火、湿热和气虚不固。若相火旺则心神不定，则精室受扰令遗精而发，心神不定则当有多梦，本案中遗精而无梦，非心肾不交，水不制火；小劳即发，是邪气尚在而体虚不耐劳作，逢虚则发；饥而不欲食，是脾胃有热；食多即胀，是运化不行；面白是正气不足，唇热是中焦脾土有热；小便黄赤，是有热之象。遗精一证，病机主要有二，一为肾虚封藏不固；二为精室受扰，或相火，或湿热。综上观之，此遗精非肾虚不得封藏，而是脾胃虚弱令湿热内生，下注扰动精室所致。

病机既然已经确定为脾虚湿热下注扰动精室，则治法可随之而立，健脾固肾，清热利湿。方药中草薢利湿去浊，为膏淋必用之药；砂仁、黄柏、炙甘草三味相合，为封髓丹之用；茯苓、白术健脾利湿；山药、生地、猪苓与茯苓相合有六味丸补泻之用；牡蛎一味重镇而咸寒，此处与猪苓、茯苓合用，有咸寒利水之意味，如此则湿热自渗利而出，精关随之而固。凡见遗精者，多考虑精关不固，封藏失司，用补涩之剂治之，但湿热遗精实非用补涩药可治，愈补则湿邪更甚，愈涩则内热更生，无从走泄，是闭门留寇之举。

后经首诊之治，遗精已止，是封髓之法已经获效。但是患者尚感唇热不除，经云："脾之合肉也，其荣唇也。"是以下焦湿热渐去，而中焦湿热尚存，故稍稍调整，主治中焦，去入下焦封髓之黄柏、砂仁，而用清中焦之川连、苦参。因湿从中生，今主治中焦，是断湿邪之来源，绝其后路，以防复发。

案 2　少阴启闭，虚不司职

少阴为三阴之枢，内司启闭，虚则失其常矣。法宜填补少阴；或通或塞，皆非其治。

六味丸去泽泻，加菟丝子、沙苑、杞子。

诒按：此补肾之平剂，可以常服无弊。

【赏析】

《素问·阴阳离合论篇·第六》云："外者为阳，内者为阴。然则中为阴，其冲在下，名曰太阴。太阴根起于隐白，名曰阴中之阴。太阴之后，名曰少阴。少阴根起于涌泉，名曰阴中之少阴。少阴之前，名曰厥阴。厥阴根起于大敦。阴之绝阳，名曰阴之绝阴。是故三阴之离合也。太阴为开，厥阴为阖，少阴为枢。"少阴之肾司封藏，以封固为职，前后二阴之开阖全赖其所掌控，肾气实则藏精气而不泻，虚则不封藏而遗精。今患者确属少阴不固，法宜添精补肾，断其愈遗精愈不固之循环，如此可内实肾水，外固封藏而遗精自止。

补肾一法，首推仲景之肾气丸，补泻之间，生清而泌浊，祛邪而实精。今患者纯为虚证而无邪实，病启闭失司而无湿热，更无相火内动等为患，当用纯补固精一法。所以去三泻之药味，是为无邪可泻，更可不加害原有固摄不足之证。以三补填精固肾尚嫌不足，故于方中加用菟丝子、沙苑子、枸杞子补益肝肾，固精止遗。

此等病证当坚定填补一法，若是误用他法，恐生变化，正如尤氏所言"或通或塞，皆非其治"。少阴虚而无邪，用通利之法，一是无邪可下，二是伤不固之肾气，用之无益，恐更加重遗精一证。单用涩塞，徒治其标，反纵其本，得一时见效，而后继发，实非正法。

此病人除用药之外，更当一榻独眠，休作有时，禁欲摄生，不然恐药石之力亦难奏效。

案3　肾衰气败，阴阳两损

遗精伤肾，气不收摄，入夜卧著，气冲上膈，腹胀呼吸不通，竟夕危坐，足跗浮肿清冷，小便渐少。此本实先拨，枝将败矣，难治之证也。

都气丸加牛膝、肉桂。

诒按：此阴阳两损，气不摄纳之重证，舍此竟无良法，然亦未能必效也。

【赏析】

肾为先天之本，主纳气，为气之根。遗精日久伤肾，肾气受损，故摄纳无权。入夜卧著，气冲上膈，是肾阳肾气大衰，入夜之后，以阴盛而阳气不得与其相争，令阴寒自下向上冲逆上膈。腹胀呼吸不通，是阳气大衰，复被阴气所遏制，令气机不得动弹，升降开阖失常。所以竟夕危坐，是迫不得已为之，稍阻向上之冲逆，略收难纳之气机。足跗浮肿清冷，是肾阳大虚不得温煦；肾阳虚不得制水，气化无力，所以见浮肿、小便减少。究其根本是少阴阴损及阳，统摄无权，更兼有阳虚不得制水，气化不利。

尤氏采用七味都气丸，补肾纳气，涩精止遗，意治其本。加牛膝一味引血下行，通不行之气血，引血下行，更利小便。肉桂于此，是为温振命门之火，令气化复常。虽然药证相符，却有病重药轻之感。因一身阴阳之根本俱损至极，方见上述一派病证，是故尤氏自言"此本实先拨，枝将败矣，难治之证也"。观此病证，极似现代之心力衰竭。是故遣方用药，于腾挪之间，困难重重。

愚见此例病患，或可着现代名医李可先生破格救心汤（参《李可破格救心汤治心衰实录》）加减一试。破格救心汤方如下：附子100克，干姜60克，炙甘草60克，高丽参30克（另煎浓汁兑服），山萸肉120克，生龙牡粉、灵磁石粉各30克，麝香0.5克。方中附、姜、草取四逆汤之意，虽有阴阳两损，但阳气易复，阴液难回，是故藉此急复少阴坎中之阳，回四末阳气，以免亡阳之变；高丽参一味浓煎兑服，急复其气，以固其脱，与前药相合，为四逆加人参汤之意，于此可益气固脱；山萸肉一味酸温收涩，以大量浓煎固肾止脱；生龙牡粉、磁石粉皆是重镇摄纳之品，以助肾阳归潜，降上冲胸膈之气；麝香一味，通关透窍，上达肌肉，内入骨髓，于前药破阴回阳之间，引药透达内外上下，破腹胀呼吸不通。另可加桂枝、肉桂二药同用，取桂枝加桂汤平冲降逆之意；可加牛膝一味，仿尤氏之意，通经活血利水。此病势已危在旦夕，从此放手一搏，或有一线生机。

案4 湿热相火，扰动精室

阴亏阳动，内热梦泄。

六味丸加黄柏、砂仁。

诒按：六味合封髓法也，亦妥帖易施。

【赏析】

此处药证俱简，却有回味之处，阴亏阳动四字，即是病机所在。是思欲过盛，使液阴不足，令虚热内生，相火妄动，扰动精室，发为遗精，所谓内热梦泄，便是症状所存。病位在肾，所治之法便是滋阴潜阳，泄热固精。

封髓丹为黄柏、砂仁、甘草三药所组，《医宗金鉴》有"封髓丹为固精之要药"之赞。清代"火神派"医家郑钦安评之："此一方不可轻视……其制方之意重在调和水火也。至平至常，至神至妙。"元·《御药院方》中载："封髓丹：降心火，益肾水。"方中以黄柏为君，"降心火"，即泻心火侮肾所致之肾火，"益肾水"是泻肾火以保肾水。砂仁辛散温通、布化气液、辛润肾燥。二药相合即是封髓之法。

方药用六味丸加黄柏、砂仁。六味丸中三补三泻，滋肾水，泄湿热。黄柏、砂仁之封髓之法是针对遗精一证，泻火以存肾水。本方虽似知柏地黄丸，但一味之差，所主便有大不同。知柏地黄丸一方所设本为滋阴降火，用于阴虚火旺诸证，方中除黄柏一味之外，尚有知母大清其热，润燥滋阴。本方却改用砂仁，是以此处相火虽动，其势却不甚，而遗精一证更加明显，是故尤氏小改其用，辅清其热，主以封藏，并用六味补其精，泻浊水。此一味之间方意大变之例，不可不知。

小便门

案1　少阴阴虚，清浊不泌

两尺软弱，根本不固；小便浑浊，病在肾脏；久久不愈，则成下消。

六味丸加天冬、麦冬、杞子、五味子。

诒按：方法稳切。

【赏析】

凡治病辨证必依于脉，而脉之寸、关、尺三部候上中下三焦，可供实凭。现患者两尺软弱，是下焦虚劳至极。少阴内蕴真阴真阳，为命之根本，根本不固则气化无权，清浊不分，小便则浑浊。迁延日久，肾精亏耗而肾水亏竭，蒸化失常，即成下消。

上消、中消以热为主，惟下消有分寒热。偏于气化不行之下消，治疗关键即在于补亏耗之肾水，并令蒸化复常，是以常用金匮肾气丸，六味滋肾利湿，桂附蒸化肾气，可对证而治之。本方即是以六味丸为方底，其加减之法却值得推敲。

六味丸加麦冬、五味子即为麦味地黄丸，可主肺肾阴虚证。麦冬专能补肺胃肾阴，是加强其补益之力。因少阴不固，清浊不分而自下，故用五味子一味，敛肺滋肾、酸收固涩，补益之余恰恰可以治滑精不固。枸杞补益肝肾，正是固本培元之用。天冬性寒，味甘，微苦。具有养阴清热，润肺滋肾的功效。全方所用，在六味丸之外，全是润肺滋肾之品，想患者除了上述症状之外，或有咳唾气逆等症。

案2　形盛气衰，火不温土

形伟体丰，脉得小缓。凡阳气发泄之人，外似有余，内实不足，水谷之气，不得阳运，酿湿下注，而为浊病，已三四年矣。气坠宜升阳为法，非比少壮阴火自灼之病。

菟丝子　茴香　车前子　韭子　蒺藜　茯苓　覆盆子　蛇床子　黄鱼骨捣丸　每服五钱

诒按：此证当以脾土为主。但与温养下元，尚非洁源清流之道。

又按：此与相火下注者不同，故用药如是。

【赏析】

形伟体丰，脉当有余，今脉见小缓，是阳气不足。尤氏究其原委，全因"阳气发泄"，即患者实为素体形盛气衰之人。阳气衰则水谷之气不得运化，停聚而为痰湿，更清浊不分，下注而成浊病。久病及肾则令阳气更虚。由此可知，阳气不足而下陷令清浊不分，立方切入之处应为"温阳"二字，此法自非相火内扰一证所宜。

方中菟丝子滋补肝肾，固精缩尿，温阳下元，兼以治标；茴香散寒止痛、理气和胃，温中焦之寒；车前子主淋浊带下；茯苓利水渗湿，健脾化痰，与车前相合泌别清浊；韭子补益肝肾，壮阳固精；蛇床子温肾壮阳，益火补土；蒺藜、覆盆子皆是温补肝肾，固精缩尿，为标本兼顾之辈；黄鱼骨或为补肾益精之鱼胶，合沙苑蒺藜名聚精丸，为固精要药，合用是为扶正兼以治标。全方以补益肝肾，固精缩尿为主，辅以温肾阳之法，同时兼以健运脾胃。全方以丸为用，如此可图缓治，收淋浊，复阳气，健脾胃。方中所用诸子虽似五子衍宗意思，但本方相比之下更多用温阳药味，偏重不同。

柳氏认为本证当以脾土为主，实脾阳、复健运、化水谷、泌清浊，则浊病可消。愚见此论有理，但所虑不周。患者虽因脾阳不足发为浊病，但病情迁延，日久必损伤肾阳，下元之阳气为一身之根本，益火补土之法即是温肾阳以助脾阳。何来"但与温养下元，尚非洁源清流之道"之虑？不若以实脾阳之法与尤氏思路相合。

案3　心肾不交

烦劳四十余天，心阳自亢，肾水暗伤，阳坠入阴，故溲数便血，不觉管窒痛痹，实与淋证不同。其中虽不无湿热，而寝食安然。不必渗泄利湿，宜宁心阳、益肾阴，宣通肾气以和之。

熟地炭　人参　霍石斛　丹皮　泽泻　茯苓　远志　柏子仁　湖莲肉

诒按：此治本之方，由其论病亲切，故立方自稳。

【赏析】

单论溲数便血，便有实热伤络，正虚不摄等种种不同，此处当细细辨证，立论务稳，立方方才见效。此处患者烦劳四十余天，定当使心火亢盛，而肾水为之暗中劫灼，令水不制火而成未济之势，故发为血尿。不觉管窒痛痹，是无湿热蕴结所致之膀胱气化不利为患，故云与淋证不同。尤氏认为虽不能断言无湿热为患，但患者寝食俱安，显然是病邪不甚，是故可少用渗利之辈，以免伤阴。至此，病机已定，是心阳不宁，肾阴不足，心肾不交。治当宁心阳，益肾阴，兼以宣通肾气。

方中用熟地炒炭，意在止血为用；人参补气摄血；石斛滋阴清热，补亏耗之肾阴；丹皮、茯苓、泽泻，是六味之半，三泻之用，清热泄浊，推陈以出新；用远志以通肾气，上达于心，益心气，而交通心肾；柏子仁养心气，润肾燥，安魂定魄，益智宁神，可宁心益肾；莲肉补脾止泻，益肾涩精，养心安神，与丹皮、茯苓、泽泻相伍，补泻兼施。本方首重止血，次重养心滋肾，兼施渗利，佐以固涩，遣方精简，思虑全面。另愚见此处发病是上焦心热并伴阴虚所致，或可依百合地黄汤之意，加用生地一味，清心安神。

泄泻门

脾虚湿热，下趋大肠

恼怒伤中，湿热乘之，脾气不运，水谷并趋大肠，而为泄；腹中微疼，脉窒不和，治在中焦。

藿梗　川朴　神曲　泽泻　茯苓　陈皮　扁豆　木瓜

诒按：此方妙在木瓜一味，兼能疏肝。须知此意，乃识立方选药之妙。

又按：案中脉窒句，不甚明了。

【赏析】

泄泻一病当责之于脾胃。运化水谷，散布精气，升清降浊全赖中焦之枢纽；脾主升清，一身之荣养全赖脾阳鼓动将精微上输而散布全身。《素问·举痛论》云："怒则气逆，甚则呕血及飧泄。今有恼怒则肝气郁，疏泄失司，中土之气机失于条畅，升降则为之失常，清气不升则自随浊阴相合而下"。《素问·阴阳应象大论》亦曰："清气在下，则生飧泄"，"湿胜则濡泄"。是故更可复感外邪，或饮食失节，令湿热中阻于脾胃，其升降之枢纽为之壅塞，亦可令水谷不化，清浊不分，合混而下，发为泄泻。因此，李中梓在其《医宗必读》中立足脾土、湿邪阐述泄泻发病之成因，并在此基础上因兼夹虚实不同而异，立治泄九法：淡渗、升提、清凉、疏利、甘缓、酸收、燥脾、温肾、固涩。

窒之本意为阻塞不同，言脉窒不和，是为形容中焦气机不和而令脉感阻塞不通，即所主气滞之脉象，可为弦、为紧、为涩。与腹中微疼相参，则可知病在中焦。因情志、湿热令中焦脾胃发病为泄泻，则治当从湿。用芳香化湿以醒脾运，以淡渗利湿以解脾困，以苦温燥湿以去其邪；在除湿之法中并见行气、和胃、疏肝诸法，如此方显精当。

方中藿梗、扁豆芳香化湿醒脾；川朴、陈皮苦温燥湿之余，可行中焦之气滞，气行则腹中微痛可除；神曲消食化积，健脾和胃；泽泻、茯苓为淡渗利湿，利小便以实大便；木瓜一味如柳氏所说，除湿、疏肝、和胃，一举而三得，实为点睛之笔。如此湿邪可除，气机可畅，升清降浊得法而泄泻自止。

惟有一处需推敲，此本湿热相乘而致之泄泻，全方却是一片性温、性平之药，未见一味清热之辈，是以提示如下：想本案患者虽有湿热，但热势不盛，是故尤氏在治疗上先治其湿，湿去则热孤，并可随渗利偏走小便而出；此外，患者本因恼怒湿热，令脾气不运而发泄泻，本已伤及脾阳，今因有热，复用苦寒之辈，虽能速效而清热，却有更伤脾运之嫌。由此可见，尤氏治泄泻，甚为重视用药之平稳。故感叹此伤寒大家，于用药处却见温病"治中焦如衡，非平不安"一论之精要。医道至于极，实为万法归一。

痢疾门

暑湿相搏，中气不足

暑湿外侵经络则为疟，内动肠藏则为痢，而所恃以攘外安内者，则在胃气。故宜和补之法，勿用攻削之剂，恐邪气乘虚，尽入于里也。

诒按：案语殊妙，惜此方之佚也。

【赏析】

痢疾发作所见，当为发热腹痛、里急后重、大便脓血等。症状相似，病机却有诸多不同，当详细明辨。《景岳全书》云："凡治痢疾，最当察虚实，辨寒热，此泻痢最大关系，若四者不明，则杀人甚易也。"故本病临证当详辨寒、热、虚、实，以免下手谬以千里。《杂病源流犀烛·痢疾源流》："诸痢，暑湿病也。大抵痢之病根，皆由湿蒸热壅，以至气血凝滞，渐至肠胃之病。"《诸病源候论·痢病诸候》又云："积热蕴结，血化为脓，肠虚则泄，故成脓血痢也。"在明确病因的基础上调气行血，则可期痊愈，正如刘河间曰："调气则后重自除，行血则便脓自愈。"

本案所载，是暑湿外邪内侵所致，虽有痢疾，却兼见疟疾为患，病情着实复杂。暑湿入内化为疟邪，伏于半表半里，出入于营卫之间，邪正相搏、发作有时则见寒热。单论治疟，因暑湿而发作者，当发为热疟并挟有湿，然本案又有痢疾为主病，故本应以清热化湿之法针对病因，并用调气行血治法止痢。但患者现今为两病所困，正气虽存却难抵御，故治疗上应顾护正气，平调和消。如《杂病源流犀烛·痢疾源流》所言："气生于肺而凝滞伤气者，肺亦由是而病。至心之表为小肠，肺之表为大肠，二经出纳水谷，转输糟粕，而胃又为二经之总司，故心移病小肠，则血凝而成赤痢，肺移病大肠，则气结而成白痢，而血与气之凝结，必挟饮食痰涎，始成积滞。其饮食痰涎，皆贮于胃，故痢之病，不离乎胃，此病起心肺而及于胃者也。"所以尤氏于此处论言"所恃以攘外安内者，则在胃气"。正如《脾胃论》所说："胃气者，谷气也，荣气也，运气也，生气也，清气也，卫气也，阳气也"可知，胃气为正气之根本。今虽有两病齐至，邪盛而缠绵，实非速攻可以获效。攻削之下，虽祛邪三千，但自伤八百。惟有扶正养胃气一途不偏不倚，可期邪衰而正盛之时战而胜之。

愚见可着《金匮翼·卷三》脾劳之《济生》白术汤为底，随证加减。方中人参、白术健脾；草果、肉豆蔻温中；厚朴、陈皮化湿；麦芽、炙草和胃；木香行气，随寒热偏盛、气血两伤不同，酌加芩连、桂芍、军桂之属。

大便门

案1 气郁津枯

气郁不行，津枯不泽，饮食少，大便难，形瘦脉涩。未可概与通下。宜以养液顺气之剂治之。

生地 当归 桃仁 红花 枳壳 麻仁 甘草 杏仁

诒按：此气阻液枯之证，拟加鲜首乌。

【赏析】

本案大便不行，应是水涸难行所致。有气郁，有津枯，每谈及津亏便秘，则首推仲景之麻仁丸，《伤寒论》之脾约证是胃强脾弱，使脾之转输为胃热所约束，不能为胃行其津液，而使津液偏渗膀胱，令大便干结。但其证应有小便频数，不全是津液亏耗之象。今本案患者形瘦脉涩，显然是津液亏耗已久，当为脉涩而无力，是精亏血少、脉道不充、血流不畅，恐无可供攻下之资，故尤氏曰"未可概与通下"。然大便难使胃腑不通，受盛传化失常，故见饮食少，如此则津液更难滋生，故成为当下而难下之困扰。

为解决津伤燥结，惟有增液行舟之法。津枯则增液滋阴生津，气郁则通腑开郁降气，如此则津亏便秘可下。方中生地清热养阴，可补充匮乏之津液，亦可清泄气郁燥结所化之热；当归、桃仁、麻仁、杏仁皆多含油脂，可滋阴润燥，主燥结便秘，润肠通便；枳壳破气消积，主胸痞、胁胀、食积，于全方之中行郁结之气机，通胃肠之积滞，略显承气之意；红花与桃仁相合，于久病之中行血络之瘀滞。因本案中患者久病食少，需多考虑其正气不盛，攻下虽然祛邪，也会损伤正气，故需要考虑增用几味润下之药，如首乌、苁蓉等。究竟脉涩可下与否，后世多有阐述补充，缓其势，增其液，是惯例之法，毕竟釜底抽薪为存阴之必用法则。

案2　热结旁流

大便闭结，水液旁流，便通则液止矣。

大承气汤加甘草。

诒按：据吴鞠通之论，用调胃承气法为稳。

再诊：前方加当归、白芍。

三诊：改用制军，加浔桂、厚朴。

【赏析】

大便闭结、水液旁流，单论此证极似后世所言之"热结旁流"，复观其用方为大承气加甘草，即可与《伤寒论》第321条相对照："少阴病，自利清水，色纯青，心下必痛，口干燥者，可下之，宜大承气汤。"由此可知，本案当是大承气汤证，此方必有大腹硬满、拒按、口干欲饮之实结热盛证据方可用之，否则便是徒伤正气。以大承气汤加甘草，因甘能缓急，湿可润燥，并可合诸药之功，有河间三一承气之意，于荡涤燥结之中缓其药性发挥，是以增强泄热之功。

柳氏认为当宗吴鞠通之论，用调胃承气，行胃肠燥结。其《温热逢源》云："藜藿之子，热者粪多栗燥；膏粱之人，多食油腻，即有热灼，粪不即燥，往往有热蕴日久，粪如污泥，而仍不结为燥栗者，此不可不知也。伤寒热结胃腑者，粪多黑而坚燥：温病热结于胃者，粪多酱色而溏……又有热势已重，渴饮频多，或用清泄之剂，因而便泄稀水，坚粪不行者，此热结旁流也。古法用大承气下之，吴鞠通改为调胃承气，甚合。"依照柳氏之论，当按照病人体质与感邪之不同，择调胃承气而用之，适用者当是膏粱之辈，病因为湿热内结于胃。虽后世之人多食油腻，所感之病多是温邪，但此病案未言症状，言语寥寥，何以必称是调胃承气所属？而非燥屎内坚已甚，成热结旁流之势？甚疑。

再诊之时，于前方之中加用当归、白芍。当归有养血通便之用，白芍有敛阴和营之效。此处并未提及症状，但设想应是阴血为邪热所伤，导致阴血不足，燥结难下，或可有腹痛较甚，并可见阴血亏虚之象。

三诊加用制军，可泻下攻积、泻火解毒、清热凉血、祛瘀通经，攻积之中有凉血化瘀之用；加浔桂、厚朴是有化湿燥湿之意，见用此药，寻思应当有湿邪为患。前后统观，或是因二诊用归、芍之辈，虽滋阴血，亦可助湿，令湿从内生，不得化解。且热势不解，有动血生瘀之势。

统观全案，初诊是为治疗"热结旁流"，在急下之中，存缓下之意；却于二诊时，现营阴不足，难以继行攻下之态势，是故以归、芍同用；三诊又见湿邪兼夹，所以续用桂、朴温化。其治疗"热结旁流"之思路未尝变化，却于随诊之中略施加减，可见其用药果决。

案3　寒湿阻闭

下血后，大便燥闭不爽，继而自利，白滑胶黏，日数十行，形衰脉沉。必因久伏水谷之湿。腑病宜通，以温下法。

生茅术　制军　熟附子　厚朴

诒按：自利胶滑，有因燥矢不行，气迫于肠，而脂膏自下者。当专行燥矢，兼养肠液，未可概以湿论也。

【赏析】

下血之后，血虽止而大便不行，是有燥屎内结。但之后却见白滑胶黏，是肠内燥化太过所致，虽肠内有燥，但必究其寒热，方可立法遣方。若是有燥热内结，当是大便不行，或是色青黑之热结旁流粪水。因此，此处非燥热内结。日数十行，形衰脉沉是为里虚证之象，结合下利白滑，可推知肠内虽有燥结，亦有湿积，"脉得诸沉，当责有水"，是谓有湿。胶黏亦因燥化而生。

是故燥结当下，用制军攻下里实，厚朴燥湿行气，两药相合，有承气之用；下利日数十行，兼见脉沉，可参少阴病之特点，因此加用附子，温化湿积；苍术燥湿健脾，针对下利之白滑胶黏。全方用药虽简，但思虑全面，切中要害。在攻下燥结之后，若是仍有白滑胶黏不断，则是中焦虚寒不得温化肠间湿邪，可以理中之法，合燥湿之辈治之。

案4　津亏脾约，腑气不通

脾约者，津液约束不行，不饥不大便。备尝诸药，中气大困。仿古人以食治之法。

黑芝麻　杜苏子

二味煎浓汁如饴，服三五日，即服人乳一杯，炖温入姜汁二匙。

诒按：此无法之法也。良工心苦矣。

【赏析】

脾约者，指脾津偏渗耗损，导致大便燥结，难以排出。以仲景《伤寒杂病论》中麻子仁丸证为代表，是因胃热气盛，脾阴不足，令津液偏渗，见大便干结而小便频。大便不行，则脾胃升降失常，腑气不通，则水谷难入，自然不觉饥饿。备尝诸药，中气大困，想是久病未逢良医，屡次轻率而投攻下之辈，令津液受伤，中气更为之消耗，是以脾胃受困。脾约之证，本当重视津液亏耗之病机，用润下缓攻之法，是故增水行舟为其正解，焉能不顾津液亏耗与否，但下之而快？

病机已经明了，脾约津亏，更有脾胃失于健运，攻之则脾胃受损更甚，不攻则大便不行，纳食不得，正气更见不足。实两难之境地，用药其力过猛，是以尤氏意仿古人以食治之法治之。

黑芝麻味甘、平，既可补益精血，又可润燥滑肠，恰可用于此处正虚津亏之肠燥便秘，是润下扶正之良选。苏子降气消痰，润肠通便。二者合用，共奏润下之功，其中一行气，一扶正，兼顾正邪两面，于食疗中缓行润下之用，确实用心细致，思量周全。生姜汁《食疗本草》言其"止逆，散烦闷，开胃气"。《本草拾遗》载："解毒药，破血调中，去冷除痰，开胃"。人乳性平，味甘咸；补血，滋阴，润燥。间隔服之，亦是开胃润通之用。

案 5　脾肾湿热

便血，不独责虚，亦当责湿，所以滋补无功，而疏利获益也。兹足痿无力，其湿不但在脾，又及肾矣。当作脾肾湿热成痹治之。

草薢　薏仁　白术　石斛　牛膝　生姜

诒按：案语明确，方亦简当。

【赏析】

自现代统编内科教材以来，便血病因便被定为火热伤络和脾胃虚寒，虽有提及湿热可为病机，但便血施治，却无治湿止血一法。今尤氏于此案所述，颇有意义。脾胃虚寒，气虚不摄血，便发为便血。此处脾胃气虚，当是有失健运，令水精不得运化输布，停聚而成内湿，故此类便血或有挟湿之虑，这应是为尤氏"不独责虚，亦当责湿"之由来。滋补而不疏利其湿，或会令中气壅滞而统摄无功，是以便血不止；若是兼顾其湿，补泻双施，则便血可应收而止，即所谓"所以滋补无功，而疏利获益也"。

拟方中草薢祛风湿，分清浊，利水通淋，是治湿之首选；薏仁利水渗湿，健脾止泻，是扶中祛湿之必用；白术补中益气，健脾和胃，燥湿利水，是中焦虚寒便血常用之要药；石斛养胃生津，滋阴除热，补阴血亏耗之虚损；牛膝活血祛瘀，补肝肾，强筋骨，利水通淋，引血下行，于此方中是精妙之处，即可补益下元，治疗足痿无力，又可利湿热下行；生姜散寒温胃，小温其中。

患者此处尚有足痿无力，其原因值得推敲，或因久病便血，气血不足，令双足痿软；或因脾虚不得荣养四肢，令双足痿软；或因脾病及肾，下元不固，令双足痿软。尤氏于遣方寥寥数味中能兼顾以上三点，实属上工之才。

案6　久痢耗血，阴阳两虚

泻痢便血，五年不愈，色黄心悸，肢体无力。此病始于脾阳不振，继而脾阴亦伤。治当阴阳两顾为佳。

人参　白术　附子　炙草　熟地　阿胶　伏龙肝　黄芩

诒按：此理中合黄土汤法也。方案俱切实不肤。

【赏析】

泻痢之病，不外脾阳不振、气血不和。发为便血，是肠道脉络受损，血液失于统摄。迁延五年而不愈，为久病气血大伤，应"大肠小肠，皆属于胃"一说，是肠道之疾累及脾胃，何况泄泻日久更可直损脾胃。脾胃受损不得健运水谷精微，荣养四肢百骸，所以面色黄而心中悸。四肢为脾所主也，无力必是无从滋养。

是故尤氏认为，此病始于脾阳不振，便血日久，便伤及阴血，此处虽言脾阴，实为一身之阴血之荣养。因此在治疗上，当阴阳兼顾，中气不足之久利便血，则当温中止血。久利全身失于滋养，则当大补阴血。故曰"治当阴阳两顾为佳"。

《金匮要略·惊悸吐衄下血胸满瘀血病脉证治第十六》中云："下血，先便后血，此远血也，黄土汤主之。"此处所用之方，即是黄土汤加减，尤氏于原方中加用人参一味，意在益气建中，补气止血。黄土汤中灶心黄土温中止血为君；白术、附子温脾阳而补中气，助君药以复统摄之权为臣；出血量多，阴血亏耗，故用生地、阿胶滋阴养血，而辛温之术、附又易耗血动血，是以黄芩清热止血为佐；甘草调药和中为使。今方中加用人参，又可合有附子理中之方意，令温中散寒止血效力大增，共奏温中止血之功。

案7 阴虚伏热

鼻痒心辣，大便下血，形瘦，脉小而数，已经数年。

黄芩　阿胶　白芍　炙草

诒按：此阴虚而有伏热之证，方特精简。

【赏析】

鼻为肺窍，鼻痒是为伏热扰肺，心辣亦是为伏热内扰所致。病者形瘦，脉小而数是为素体阴虚，兼有内热。大便下血会伤及阴津，历经数年，是阴血津液在久病中受损，不能濡养身形，则可见病者形瘦脉小。综上观之，可推测患者或本为素体平调之人，受邪热内扰而下血，不得及时治疗，迁延日久，阴血为之损伤。其邪热所在为何？据鼻痒心辣可知，热在心肺，为上焦所主，当用黄芩清之为正解；仲景《伤寒论》载黄芩汤一方，为太少合病而偏于少阳发为热利，此处为便血，病位亦是切合，所以此处用黄芩汤加减，实属神妙之笔。

方中黄芩上清心肺之热，以治鼻痒心辣；下清胃肠之伏热，以治大便下血。阿胶用之，与黄芩相合，有黄连阿胶汤之方意，在清热之时，尚可育阴，针对久病之阴血受损，既可补亏耗之阴血，又可止大便下血，一举而两得。白芍酸涩收敛，用之一可收敛助阿胶止血之用，二可与炙甘草相合，为芍药甘草汤，酸甘化阴，敛阴和营，以滋阴液。方中用药仅仅四味，却无不紧扣病情要害，处方精当，彰显研习仲景学说功底之深厚，堪称典范！

外疡门

案1 气滞痰凝

肝经液聚气凝，为项间痰核。病虽在外，其本在内。切不可攻，攻之则愈甚矣。

首乌　象贝　白芍　牛膝　甘草　牡蛎粉　归身　生地　丹皮

诒按：议论平和，立方清稳。牡蛎粉一味，可以化痰消坚。

【赏析】

多因脾弱不运，湿痰结聚于皮下而成；然肝失疏泄，气机不畅，津液不行，停而相聚，亦可成之。痰核虽为病结皮下，然其病机之根本所在亦不离五脏。今据尤氏所云"切不可攻"，可知病者已然正气受损，妄用攻伐，则正气消耗，肝之疏泄是为不畅，气虚不行津液，进而痰核愈加不消，是谓"攻之则愈甚矣"。是故立方旨在平稳，正邪虚实兼顾。

归身、白芍补虚扶正，其中归身补血，想是患者久病已致阴血俱虚；白芍敛阴柔肝，又能调肝之疏泄，二者合用扶正兼顾祛邪。首乌、牛膝、象贝、牡蛎粉一组，首乌既主疮痈瘰疬，又可解毒；牛膝活血通经可主痈肿恶疮；象贝、牡蛎粉味咸，皆是软坚散结之辈，为祛痰核之关键要药；生地、丹皮清血分之热，兼以养阴，想是患者久病有化热之势，先清血分之热，为已病防传之举措；甘草调和诸药，并缓诸药之性，以保全方之平稳。全方正邪兼顾，攻伐亦不为过，确实如柳氏所评"立方清稳"。

案2　久疡亏虚，脾胃不足

疡证以能食为要。兹先和养胃气。

石斛　茯苓　益智仁　谷芽　木瓜　广皮

诒按：案语片言居要，惟用药嫌少力量。

【赏析】

疮疡一证可因外感和内伤所致，尤以热毒、火毒最为常见。病发则邪正相争，令气血凝滞，经络阻塞，红肿热痛，若热胜肉腐，则化脓成肿。病情进展往往大耗气血，导致正气亏虚。脾为后天之本，胃气存则能食，能食则可化生气血，正气犹盛方可与邪相抗，故而尤氏谓之"疡证以能食为要"，一语中的。况疮疡因多为火热毒邪为患，一般所用皆为大剂清热解毒之类，往往损伤脾胃阳气，令饮食不思而使正气更虚。最终甚或导致此证，据此，尤氏拟定其治则，以和养胃气为主，培扶正为先，藉此可图缓治。方中石斛养胃阴，益智仁温脾开胃摄痰，茯苓健脾渗湿，木瓜和脾化湿；谷芽消食和中健胃，广皮理气健脾、燥湿化痰。全方养胃阴、温脾阳、利水湿、化痰饮，所用全围绕脾胃二字，调补阴阳顾护后天之根本，利化痰湿先解中土之隐忧，是以此正气可渐复，气血化生，得耐攻伐，择期可决而一战。柳氏惟嫌用药力小，依愚所见，用药力大亦有隐忧。今邪实本为热火毒，而扶中之药味略温燥，有助热之嫌，实不若细查病情之机转，以巧力拨千斤为妙。

案3　肝肾阴虚，湿热成漏

脉虚细数，阴不足也。鼠漏未愈，热在大肠。

六味丸加杞子、天冬、龟板、黄柏、知母、五味子。

诒按：此肛门漏也，名为鼠漏，未知所本。脉证已属损象，故以滋补肝肾为主。

【赏析】

鼠瘘，是窦道破溃难敛者，如《灵枢·寒热》云："寒热瘰疬在于颈腋者，皆何气使生？岐伯曰：此皆鼠瘘寒热之毒气也，留于脉而不去者也。"今查病者脉虚细数，实是一副阴虚有热之象，热在大肠一句已然明示病位，正如柳氏所言。此肛门漏也。

阴不足则当补其阴，以久病在下，方显脉虚细数，故当治从肝肾，方用六味地黄丸加味。六味丸加五味子合为都气丸，加用补肾填精之龟板一味，是大增补肾固精之用，且龟板亦可软坚消痔，所用甚合；枸杞补益肝肾；天冬清热养阴滋肾，合知母黄柏清下焦火热。如此肾虚可故，二阴可摄，湿热也可兼消。全方合用，是以在滋阴扶正时并治肛门之漏。

现今凡外疡致病辨证，多就病论病，以五脏论治疮疡确是当受重视之一法，临证当不需泾渭分明，只求浑然一体。本证外治亦可用挂线之法一试。

妇人门

案1　脾湿气滞，血溢崩漏

脾虚生湿，气为之滞，血为之不守。此与血热经多者不同。

白术　泽泻　白芍　广皮　炙草　茯苓　牛角䚡灰　川芎

诒按：认证既的，药亦丝丝入扣。

【赏析】

血为之不守即是为崩漏，成因甚多，可是冲任气血受伤，是肝肾失养，是血热血瘀等，惟当确定寒热虚实，方可治之。此案尤氏已析，其源头为脾虚，却与脾气虚而血之失于统摄之崩漏大不相同，后者但补气养血，用扶正一途即可效验。而此处则是虚实夹杂，脾虚生湿为实，湿阻气滞更为实，故而是脾虚、湿郁、气滞合而为病，令血为之不守。所以只当扶正祛邪，消补兼施。尤氏更复与血热经多相较，后者是热迫血行，导致血溢脉外。其量当大，其色应红，或可见心烦、口渴等证，而与此处之脾虚气滞之崩漏表现大异。

病机既已明晰，则拟方自成方圆，总不外健脾益气，燥湿行气一途。方中以白术补中益气，健脾和胃，燥湿利水，既针对正虚又解决邪实，故当为君药；广皮用之理气、健脾、燥湿、化痰，推滞而不行之气，并健脾化痰，与白术相合，断湿之来源；茯苓、泽泻皆是渗利之辈，开其出路，使湿从小便出；牛角䚡止血，主妇女崩漏，纯为治标速效而设；白芍酸收、敛阴养血，以固冲任，扶正兼以治标；川芎为血中气药，辛散通达，调血时又推积滞之气，与牛角䚡灰、白芍相合，各行其功而互制其过，现仲景"辛散酸收"活用之神髓；炙甘草补中气之余，又调和诸药。果如柳氏所云"认证既的，药亦丝丝入扣"。本案不应与脾虚不得统血之崩漏同一而论，湿邪气滞不去，但补则促壅，徒劳无功。

案2 湿阻气停

腹满、足肿、泄泻。此属胎水，得之脾虚有湿。

白术　茯苓　泽泻　广皮　厚朴　川芎　苏叶　姜皮　黄芩

诒按：方案俱老当。

【赏析】

胎水者，即胎水肿满。《三因极一病证方论》曰："妊娠亦有身肿满，心腹急胀者，名曰胎水。"故水湿为患实是确凿。凡水湿为患无非责之脾肾，此处见患者有腹满、泄泻，所病皆是脾胃之所主，故尤氏言之谓"得之脾虚有湿"。病因此处已然明了，是脾虚而致，正如李中梓所说"脾为生痰之源"，是故脾虚则生湿，湿生则气滞，气滞更阻水行，而发为胎水。是故治当健脾行气利湿。

白术培脾土之本，健运中焦以制水湿化生之源头；黄芩则是苦寒清热安胎，想是湿邪日久，有蕴热之势，于此处直清其热，以安胎动，此二味皆为安胎圣药。广皮合厚朴、苏叶行胃肠之气，则腹满自消，苏叶亦可有安胎之功；茯苓、泽泻、姜皮渗利而分消湿邪以治水，为洁净府之法，是以足肿、泄泻可随之而解；川芎行血调气，推陈去滞。

川芎辛散，行血之时更可调气，因见足肿而病发于下，想尤氏意在用去宛陈莝之法以速遏病势，并合广皮等辈增行气之力，当可获速效。然病者今有孕在身，惟恐以辛散之药味行气活血有扰胎之嫌。《本经》云：白芍可"利小便"。《名医别录》言其"去水气，利膀胱大小肠"。且白芍养肝调肝，不足者可补，太过者可抑，总使肝之疏泄正常，亦在可用之列。然其性酸缓，故愚见取《金匮要略·妇人妊娠病脉证并治第二十》当归散之意，以白芍、川芎合用为好。

案3 脾湿犯肺，太阴不宣

胎前喘咳肿满，是脾湿不行，上侵于肺，手足太阴病也。治在去湿下气。

茯苓　陈皮　白芍　泽泻　厚朴　当归　苏梗　杏仁

诒按：方颇灵动，再加紫菀、枇杷叶何如？

【赏析】

"喘咳肿满"四字实令人不禁想到《素问·至真要大论》所言："诸气膹郁，皆属于肺"，"诸湿肿满，皆属于脾"，是以尤氏自解其意：是脾湿不行，上侵于肺。于病位而言，便是手足太阴所主。自此，病机已然明了，脾虚湿生，犯肺上逆。则治法方药亦可随之而出。治用健脾利湿，化痰开肺。

方中所用茯苓、泽泻利水渗湿去已成之水湿；陈皮一味健脾燥湿、消补兼施；苏梗理气宽中，调胸膈胃脘停滞之气，更能安胎；厚朴、杏仁两味合用，开宣肺气，有《伤寒论》仲景治"喘家作"之桂枝加厚朴杏子汤用药加减之妙，是以提壶揭盖，可助湿从小便出，厚朴与苏梗相合更助胃肠之气通畅；据《本经》所载，当归主咳逆上气，又因"肺苦气上逆，急食辛以散之"恰合其辛苦之味，以活血化瘀之用亦可助水肿消退；白芍调肝气，利小便，其酸收亦可稍制当归之辛。

柳氏于此小议加紫菀、枇杷叶，紫菀润肺下气，消痰止咳；枇杷叶清肺止咳，降逆止呕。两药合用加于方中，可急治其标，又可促提壶揭盖之力。

案4　血停水渍气逆

产后恶露不行，小腹作痛，渐见足肿面浮喘咳。此血滞于先，水渍于后。宜兼治血水，如甘遂、大黄之例。

紫菀　茯苓　桃仁　牛膝　青皮　杏仁　山楂肉　小川朴　延胡

诒按：用其例而易其药，因原方太峻也。

再诊：瘀血不下，走而上逆。急宜以法引而下之，否则冲逆成厥矣。

归身　滑石　蒲黄　通草　牛膝　瞿麦　五灵脂　赤芍

三诊：膈宽而腹满，血瘀胞中。宜以缓法下之。

大黄　青皮　炙草　丹皮　桃仁　赤芍　归身

又丸方：牛膝、赤芍、延胡、蒲黄、五灵脂、川芎、桂心、桃仁各五钱，归尾、丹皮各八钱。

诒按：迭换四方，一层深一层，次序秩然，恰与病机宛转相赴。

【赏析】

产后恶露不行、小腹作痛，是气血不畅，瘀血不行，当用生化汤之类行气活血，然后渐见足肿面浮喘咳，定当是瘀血停而不去，使气滞津液不行，停聚而发为水肿。故尤氏曰："此血滞于先，水渍于后。"因此，治则可立，即是活血利水兼施。

方中桃仁、牛膝、山楂肉一类则是散瘀通络，三药皆非峻逐之品，意恐伤其正气；青皮、延胡行气，促血滞通行，水滞通利；川朴、杏仁、紫菀一类皆是开肺气之品，有通调水道之用；茯苓一味淡渗利水，使水湿自小便出。全方首重散瘀，辅以行气，治其根本；次重开肺利水，兼治其标。只是未知病者寒热，愚见寒者似可酌加桂枝，以合桂枝茯苓丸之半；热者似可酌加益母草清热活血利水兼顾；若正气受损，则需要留意攻伐之药，力不可过猛。

再诊时见瘀血不下，反而上逆，若导致气机逆乱，则可发为厥逆，因其病机根本仍在瘀血，故当急引下之，以免为患。方中滑石、通草清热利尿通经；归身养血扶正；瞿麦破血通经，蒲黄、五灵脂合为失笑散，全为攻下瘀血之主力，更加用牛膝一味引血下行；赤芍清热凉血散瘀。全方兼顾瘀、水、热、下四字，思量周全。

三诊病势减缓，当是前方应手而效，瘀血上冲之势得速遏，故得见膈宽；然腹满却仍未除，是瘀血未得尽下，是故治法仍然以活血散瘀为主，考虑患者病情反复，正气已伤，故治当从缓。方中有吴又可桃仁承气汤之意，不用芒硝，是无燥热；并用青皮代枳实厚朴图破气行瘀合甘草以求缓下；桃仁活血化瘀；丹皮、赤芍凉血散瘀，通胞宫之瘀热；归身一味当是细细考量病者病情前后而加用之，其用意应是在活血散瘀之中防耗血之伤。统观全方意旨，缓下瘀热四字可概括之，此中可观尤氏用药之精细。

于三诊之后又改方为丸，当是患者病情已大有好转，然仍有瘀血顽存，不得速消，故用丸剂以图缓消瘀血。方中失笑散散瘀通经；延胡、川芎、归尾行气调血；桂心、桃仁通经活络；丹皮、赤芍凉血散瘀，四药相合，有桂枝茯苓丸之方意；牛膝一味引血下行。全方若用汤药则力甚峻猛，今为丸剂，确是缓散瘀血之良方。

于此病案观尤氏断病用药，灵动机变，随证易方，无不得心应手。

案5　五脏相贼，肝脾不调

胎前病子肿，产后四日即大泄，泄已一笑而厥，不省人事，及厥回神清，而左胁前后痛满，至今三月余矣。形瘦，脉虚，食少，少腹满，足肿，小便不利。此脾病传心，心不受邪，即传之于肝，肝受病而更传之于脾也。此为五脏相贼，与六腑食气水血成胀者不同。所以攻补递进，而绝无一效也。宜泄肝和脾法治之。

白术　木瓜　广皮　椒目　茯苓　白芍

诒按：此等证情，非胸中有古书者，不能道只字。

【赏析】

病者病情迁延复杂，凡病子肿，当责之脾、肾、气滞，据产后四日大泄所示，当是病位在脾，之后泄已一笑而厥，是子病及母，累及心神，醒后发为左胁前后痛满，胁痛当考虑肝胆，痛满应为气滞，由此可知是肝脾同病。病经三月迁延，形瘦、脉虚、食少可推知是脾虚见证，少腹满是为肝经气滞，小便不利、足肿是肝失疏泄、脾虚湿停，推测其病机应本是脾虚引发肝郁气滞，复因肝失疏泄而使脾虚更甚。五脏母子相传，是令逐步加重，故称"此为五脏相贼"。如《金匮要略·脏腑经络先后病脉证第一》云："夫治未病者，见肝之病，知肝传脾，当先实脾"，治则方药之落脚点当全在疏肝、和脾两点。

全方紧扣肝、脾二字，白术健脾益气，培土之本；茯苓健脾利湿，广皮健脾燥湿，合用是扶正兼以祛邪；木瓜平肝舒筋，和胃化湿，此药兼顾肝郁脾湿，一举两得；白芍味酸，敛阴柔肝，调肝之疏泄，尚可收停留之水而利之于小便；椒目利水消肿，祛痰平喘。全方用药精当，首重健脾，次重调肝，再合一治标之椒目，并于全方中处处现有渗湿利水功用，实在更无一味可换之药。本案难点有二，第一为病机，第二为用药。患者病程症状复杂，迁延时长，脏腑递传，病情复杂，辨证若有失误，施治便为无的放矢。病机虽繁，却立方精简，确是功底体现。